Franz Arnoul

Der Schlüssel des Lebens

Heilung durch die biologische Therapie nach Professor Enderlein

Unter wissenschaftlicher Beratung von
Dr. Cornelia Schwerdtle

3., erweiterte Auflage

Edition Asklepios

im

REICHL VERLAG
ST. GOAR

CIP-Titelaufnahme der Deutschen Bibliothek:
Arnoul, Franz:
Der Schlüssel des Lebens : Heilung durch die biologische Therapie nach Prof. Enderlein / Franz Arnoul. – 4. erw. Aufl., 11. – 14. Tsd. – St. Goar : Reichl, 1998
(Edition Asklepios; 2)
ISBN 3-87667-196-5
NE: GT

Wichtiger Hinweis:

Grundsätzlich wird vor allen Eigen-Medikationen gewarnt. Bei Beschwerden oder Krankheitssymptomen ist auf jeden Fall ein erfahrener Arzt oder Heilpraktiker aufzusuchen.
Die in diesem Buch genannten Medikamente mit ihren Dosierungs- und Potenzierungsangaben sind Erfahrungswerte des Autors aus seiner Praxis, die die individuelle Behandlung eines speziellen Patienten wiedergeben. Eine einfache Übernahme dieser Angaben entspricht nicht dem Grundsatz der Enderlein-Therapie, die stets neben der Summationsdiagnostik auch die individuellen Besonderheiten des Patienten und die Entwicklungsgeschichte der Erkrankung in die jeweilige Behandlung – und damit auch in die Auswahl der entsprechenden Medikamente – einbezieht.

11. – 14. Tsd.

Gesamtherstellung: Wilhelm Röck Graph. Betriebe, Weinsberg / Satz: m.
Gedruckt auf säurefreiem, chlorfrei gebleichtem alterungsbeständigen Papier

ISBN 3-87667-196-5

Inhalt

Vorwort (Dr. Jan Discart) IX
Einführung 1
Mein Weg zu Enderlein 2

Teil A
ALLGEMEINE GRUNDLAGEN

I. Geschichtlicher Überblick
1. Die Entdeckung der Bakterien – Monomorphismus und Pleomorphismus 9
2. Die bahnbrechenden Entdeckungen Enderleins und ihre Konsequenzen für die Medizin 12

II. Die Grundlagen der Enderlein-Therapie
1. Die Wandelbarkeit der Mikroorganismen innerhalb der Zykloden und die entsprechenden Krankheitsbilder.. 20
2. Die Bedeutung des Immunsystems 28
3. Die Dunkelfeldmikroskopie und andere Diagnoseverfahren 34
4. Die Enderlein- und Sanum-Medikamente 38

Teil B
FALLBEISPIELE

III. Erkrankungen der Mucor racemosus-Zyklode
1. Gefäßerkrankungen 45
Die Entstehung einer Thrombose 45
Venenerkrankungen 47
Arterielle Durchblutungsstörungen 50

Hämorrhoiden 55
Der Schlaganfall 56
Der schleichende Gefäßverschluß 59
2. Die Zuckerkrankheit (Diabetes mellitus) 63
3. Mangel an Blutplättchen (Thrombozytopenie) 64
4. Das Halswirbelsyndrom (HWS, auch Zervikalsyndrom) 67
Behandlungsverlauf bei HWS-Syndrom 70
5. Verödung des Knochenmarks (Osteomyelosklerose) 72
6. Beschwerden im Klimakterium 74

IV. Erkrankungen der Aspergillus niger–Zyklode
1. Allgemeines 76
2. Bronchitis 78
3. Morbus Bechterew 80
4. Arthrose und Arthritis der Gelenke 85
Arthrose des Hüftgelenks (Coxarthrose) 85
Beispiel für eine Hüftgelenkarthrose 87
Kniegelenkarthrose (Gonarthrose) 88
Arthrosen der Schultergelenke 90
Schultergelenkentzündung infolge von Verkalkungserscheinungen im Gelenk (Periarthritis humeroscapularis) 91
5. Der Krebs 94
Allgemeines 94
Theoretische Ansätze zur Erklärung der Krebserkrankungen 95
Methoden der Krebsbehandlung in der Naturheilkunde 96
Hypothetische Denkansätze zur Krebsentstehung und Krebstherapie nach Enderlein 99
Ein Therapieansatz zur Behandlung der verschiedenen Krebsleiden 102
Die indirekte Vererbung von Krebserkrankungen 103

FALLBEISPIELE DER KREBSBEHANDLUNG
Der Brustdrüsenkrebs (Mamma-Karzinom) 106
Behandlung von Metastasen 110
Der Blasenkrebs 112
Der Mageneingangskrebs 114
Der Dickdarmkrebs (Colon-Karzinom) 116
Das Mesotheliom 120
Tumore des Kopfes 122
Abschließende Gedanken zur Krebsbehandlung 124

V. Erkrankungen der Penicillium notatum-Zyklode 126
1. Knochenmarkentzündung (Osteomyelitis) 127
2. Rheumatische Erkrankungen 131
Muskelrheumatismus 132
Gicht 137
Primärchronische Polyarthritis (PCP) 140

VI. Allergien 144
Neurodermitis 153

VII. Die Bedeutung von Herderkrankungen 157

VIII. Erkrankungen bei Kindern 163

Anmerkung zum Schlaganfall 166
Nachwort 167
Literaturverzeichnis, Hinweise 169
Worterklärungen 171
Register 185

Vorwort*

Professor Enderlein widmete sein ganzes Leben der Erforschung lebenden Blutes. Schließlich formulierte er seine Schlußfolgerungen, die aber bald mit den immer noch gültigen Gesetzen von Pasteur zusammenstießen. Obwohl Pasteur am Sterbebett seinen Fehler mit den Worten „Le microbe est rien, le milieu est tout" („Die Mikrobe ist nichts, das Milieu ist alles") zugegeben haben soll, wurde sein Denkansatz weiterverfolgt. Die traditionelle Auffassung zeigte weder Verständnis noch Mut für eine radikale Erneuerung, wie sie sich Enderlein erhoffte. Wut und Frustrationen waren die Folge, aber vergessen ist Enderleins Mühe bestimmt nicht.

Er lebt weiter in den Erfolgen, die man jeden Tag mit der Anwendung seiner Therapie erleben kann.

Eine höhere Form des Lebens, so wie wir sie jetzt kennen, war nur möglich dank eines harmonischen Zusammenlebens mit Protiten (kleine Eiweißkörperchen), die sich überall in unserem Körper befinden. Mit der Entdeckung des Feuers und seines unbestreitbaren Einflusses auf unsere Küche veränderte der Mensch sein körpereigenes Milieu nachhaltig. Seit den letzten Jahrzehnten sind wir der Meinung, uns über die Naturgesetze erheben zu können. Aber der Polymorphismus dieser Protite, das heißt, deren Möglichkeit, sich zu höheren und pathologischen Formen zu entwickeln, die zu neuen biochemischen Kombinationen führen, wird uns früher oder später die Erkenntnis bringen, daß es Grenzen gibt. Die immer häufiger auftretenden Zivilisationskrankheiten sind der Beweis.

Günther Enderlein machte eine weitere bemerkenswerte Feststellung: Er konnte beobachten, daß die pathologischen

* übersetzt aus dem Flämischen

Entwicklungsformen, wie zum Beispiel eine Bakterie, beim Kopulieren mit einer niederen Form, wie zum Beispiel einem Protiten, verschwanden. Die Medikamente nach Professor Enderlein, wie Mucokehl, Nigersan oder Notakehl, können bei richtiger Anwendung Wunder vollbringen und selbst in bisher fast hoffnungslosen Fällen dem Kranken noch eine reelle Chance bieten, geheilt zu werden.

Beim Lesen dieses Buches kam mir mehrmals der Gedanke, daß dies das Buch ist, worauf wir schon seit Jahren warten. Franz Arnoul ist ein erfahrener Behandler, der allgemeinverständlich die genialen Beobachtungen von Enderlein in einem guten Buch, das spannend zu lesen ist, zu vermitteln weiß. Ich erinnere mich noch, als sei es erst gestern gewesen, an den schwierigen Umdenkungsprozeß, diese selbst für mich als approbierten Arzt fremde Welt von Pleomorphismus, Zykloden und Kulminanten zu durchschauen. Mit diesem Buch, das viel mehr als eine Einladung und eine flüchtige Bekanntmachung mit der Materie darstellt, können interessierte Laien und Therapeuten sich auf eine schnelle und übersichtliche Weise ein Bild von den Möglichkeiten, die diese Therapie bietet, machen.

Die therapeutischen Konsequenzen, die man bei der Anwendung der Enderleinschen Medikamente erleben kann, sind faszinierend. In diesem Buch ziehen die Geißeln unserer Zeit vorbei, reichlich illustriert mit den Erfahrungen des Autors. Viel Raum wurde auf die Kasuistik, worin Franz Arnoul nicht nur über Erfolge, sondern auch ungezwungen über manche unheilbaren Zustände zu berichten weiß, verwendet. Deshalb finde ich das Werk auch interessant für diejenigen, die schon länger mit der Enderleinschen Theorie vertraut sind. Die Therapie muß immer wieder individuell zusammengestellt werden. Aus diesem Grunde werden maßgerechte Rezepte in diesem Buch vermieden. Dennoch sind deutliche therapeutische Leitlinien in der Kasuistik verarbeitet, die für den interessierten Leser eine gut fundierte

Basis für den Anfang geben. Ich wünsche Franz Arnoul viel Erfolg mit seinem ersten Buch.

Genau wie der Autor hoffe ich, daß es viel dazu beitragen wird, Professor Enderlein bekannt zu machen, seine Theorien und deren Anwendung in der Praxis.

Januar 1992 *Dr. med Jan Discart, Antwerpen*

Einführung

Die biologische Therapie nach Professor Günther Enderlein (1872 bis 1968) beruht nicht auf dem Grundsatz der Antibiose, die Viren, Bakterien, Pilze oder auch Körperzellen durch Antibiotika im Wachstum hemmt oder abtötet. Sie arbeitet vielmehr nach dem Grundsatz der Symbiose, also mit der Natur und nicht gegen sie und bietet da, wo Antibiotika offensichtlich versagen, Heilungsmöglichkeiten.

Auf welchen Grundlagen beruht nun diese Therapie? Was ist das Besondere und Außergewöhnliche an ihr? Welche Krankheiten können mit dieser Therapie behandelt werden? Und wie bin ich selbst zur Anwendung dieser Heilmethode gelangt, die so neue – und von vielen Seiten angezweifelte und bekämpfte – Wege geht?

Die Antwort auf diese Fragen ist eine lange Geschichte, die in der Medizin vor mehr als einhundert Jahren begann. Sie ist aber auch aufs engste verknüpft mit meiner eigenen Krankheitsgeschichte und meinem persönlichen Weg zu den Entdeckungen des Forschers Enderlein, und deshalb will ich damit beginnen.

Mein Weg zu Enderlein

Im Alter von siebenundvierzig Jahren traten bei mir urplötzlich, sozusagen über Nacht, schwere rheumatische Symptome auf; die ganze linke Körperseite war davon betroffen. Neben starken Schmerzen zeigten sich auch Lähmungserscheinungen. Der Gedanke an den Rollstuhl und an ein Leiden bis zum Lebensende war eine starke psychische Belastung. Mir stand dabei immer das Bild meiner Großmutter vor Augen, die durch ihr rheumatisches Leiden während der letzten zwanzig Jahre ihres Lebens an den Rollstuhl gefesselt war und nach und nach hilflos wie ein Säugling wurde. Ihr Verstand blieb bis zuletzt klar, und diese Diskrepanz zwischen körperlichem und geistigem Vermögen war grausam.

Nachdem sich bei mir der erste Schock über meine plötzliche Erkrankung gelegt hatte, beschloß ich zu kämpfen. Mein Wissen um die Heilungsmöglichkeiten sowohl bei der Schulmedizin als auch bei der Naturheilkunde war nicht gerade ermutigend. Mit der üblichen symptomatischen Behandlung wollte ich mich nicht abfinden. Ich suchte weiter und gelangte durch den Hinweis eines Arztes, der sich der Außenseitermedizin verschrieben hatte, an Dr. Alfred Baum (1920 bis 1984), den ehemaligen Assistenten von Professor Enderlein. Er hatte, zusammen mit Heinrich Kehlbeck, das Erbe Enderleins angetreten und vor nicht allzu langer Zeit die Firma Sanum in Hoya gegründet. Alfred Baum lud mich sofort ein, in seiner Praxis in Hannover mitzuarbeiten. Dort führte er mich in die Gedankenwelt Enderleins ein. Eher intuitiv kam mir die Erkenntnis, hierin den Schlüssel zur Behandlung meiner Krankheit gefunden zu haben. Die Schwierigkeit bestand jedoch darin, daß uns zwar die Theorien und Arzneimittel Enderleins zur Verfügung standen, die praktische Erfahrung und besonders die Anwendung an den Erkrankten aber weitestgehend fehlten.

Ich begann nun, mit meinem eigenen Körper zu experimentieren. Zuerst war ich überrascht, daß die Enderleinschen Arzneimittel so schnell anschlugen. Nicht, daß es zu einer raschen Besserung kam – im Gegenteil: Es trat eine Verschlimmerung ein, und zwar in einer solchen Art und Weise, wie ich sie nie erwartet hatte. Ich bekam starke eitrige Entzündungen an den Mandelstümpfen (schon als Kind waren mir die Mandeln herausoperiert worden). Ferner stellten sich heftige Fieberschübe ein, die einige Tage anhielten. Erst nach mehreren Tagen verschwanden die Symptome, und der alte Zustand meiner rheumatischen Leiden, die bei den akuten Krankheitsschüben verschwunden waren, stellte sich wieder ein.

Die Überraschung, daß längst vergessene Krankheitsbilder aus meiner Kindheit wieder auftauchten, war groß. Anhand der Schriften Enderleins, dessen Gedanken ich damals noch längst nicht vollständig verstanden hatte, versuchte ich, eine Erklärung dafür zu erarbeiten. Doch infolge der für einen Laien nur schwer zu durchschauenden Systematik, mit der Enderlein seine Aufzeichnungen geführt hatte, gelang mir dies damals nicht. Die Lösung fand ich erst bei Reckeweg in der Homotoxikologielehre*. Ich setzte also meine Selbstversuche fort und konnte dabei feststellen, daß meine Reaktionen langsam schwächer wurden. Gleichzeitig verringerten sich dabei auch meine rheumatischen Beschwerden und blieben eines Tages ganz aus. Ich freute mich schon und dachte, meine Krankheit nun endgültig besiegt zu haben, doch plötzlich traten die Beschwerden mit erneuter Heftigkeit auf. Ich begann mich wieder zu behandeln, und die Intervalle Krankheit – Besserung setzten wie-

---

* Nach der Homotoxikologielehre ist der Mensch ein Fließsystem, dessen Fließgleichgewicht durch Gifte (Toxine) gestört wird. Die Abwehrmaßnahmen des Körpers gegen diese Toxine werden als Krankheiten bezeichnet. Diese Krankheiten können durch die verschiedenen Keimblätter, d.h., durch die während der Embryonalentwicklung daraus entstandenen Organe, wandern und wieder umgekehrt werden (regressive Vikariation).– Siehe auch Literaturverzeichnis.

der ein. In dieser Phase wurden die beschwerdefreien Zeiträume immer länger, bis ich nach einer besonders starken Reaktion eine neue Überraschung erlebte. Die Beschwerden waren abends verschwunden, doch am nächsten Morgen bemerkte ich an meinem Penis acht kleine Tumore etwa in der Größe einer halben kleinen Erbse, wohlgeordnet in zwei Reihen nebeneinander. Nachdem sich der erste Schreck gelegt hatte – durch die Homotoxikologielehre Reckewegs war ich über die Wandlungsmöglichkeiten von Krankheiten schon informiert –, fand ich rasch eine Erklärung.

Dazu muß ich noch etwas ausholen und bis in meine früheste Kindheit zurückgehen. Als Säugling hatte ich einen lebensbedrohlichen Keuchhusten gehabt. Danach war ich ständig krank, litt unter dauernden Mandel- und Ohrenentzündungen. Eine Fahrt in der Eisen- oder Straßenbahn überstand ich selten, ohne „seekrank" zu werden. Sämtliche Behandlungsversuche schlugen fehl, bis meine Mutter eines Tages – ich war damals acht Jahre alt – einen Hals-Nasen-Ohren-Arzt mit mir aufsuchte. Dieser stellte durch Tastbefund im Rachen fest, daß ich etliche Tumore im Nasen-Rachenraum hatte, die er operativ entfernte. Ich sehe heute noch das Bild vor mir, als ich aus der Narkose aufwachte: Doktor Meyer, der mich operiert hatte, hielt mir ein Reagenzglas vor die Augen, das mit einer Flüssigkeit angefüllt war, in der lauter kleine Tumore herumschwammen. Er sagte mir: „So, das ist deine Krankheit, nun haben wir sie endlich gefunden. Jetzt bist du gesund." Der Arzt hatte recht. Meine Beschwerden waren schlagartig verschwunden, bis im späteren Lebensalter die eigentliche Krankheit in Form von Rheuma wieder auftrat.

Die Geschwülste, die sich jetzt an meinem Penis gebildet hatten, glichen genau denjenigen, die damals im Reagenzglas herumschwammen. Wie ließ sich das erklären? Ich hatte meine rheumatische Erkrankung allzu scharf angegangen. Die Enderlein-Mittel hatten die Krankheitserreger infolge der hohen Dosierung zu schnell abgebaut, und die Ausscheidungsorgane konnten nicht alle anfallenden Abbauprodukte gleichzeitig verarbeiten.* Deshalb deponierte der Organismus sie in der Schleimhaut des Penis, und diese hat dieselbe Beschaffenheit wie diejenige des Rachens, denn beide stammen aus demselben Keimblatt.

Angesichts dieses Phänomens stellte ich mir Jahre später, im Zusammenhang mit der Entstehung und Behandlung von Krebserkrankungen (siehe Kap. IV.5), die folgende Frage: Dienen die Tumore als „Abfalldeponie“, und sollte hier das Geheimnis der Krebserkrankungen liegen?

Meine Geschwülste waren damals jedenfalls mit der entsprechenden Therapie bereits nach sechs Wochen verschwunden, die rheumatischen Beschwerden dann endgültig nach weiteren anderthalb Jahren. Während dieser Zeit durchlebte ich sämtliche Stadien von Hoffnung und Verzweiflung, schwankte hin und her zwischen dem Glücksgefühl, endlich wieder gesund zu sein, und der Erkenntnis, doch wieder im Griff der zerstörerischen Erkrankung zu sein. Nach anderthalb Jahren Behandlungsdauer hatte ich schließlich soviel an Gesundheit und Lebenskraft zurückgewonnen, daß ich wieder Mut schöpfte und Freude am Leben haben konnte.

Ohne die Erkenntnisse von Günther Enderlein wäre dies nicht möglich gewesen. Erst seine genialen Grundlagenforschungen und die daraus resultierende Entwicklung der Arzneimittel halfen mir, mich von meiner Erkrankung zu befreien und heute, an der Schwelle des Alters, so zu leben, wie ich mir ein glückliches und erfülltes Leben immer vorgestellt habe.

Als Resultat aus meinen Eigenversuchen fand ich die Erklärung für viele Erkrankungen, die ich vorher nur geahnt hatte. Die Erfolge, die ich inzwischen im Dienst an meinen Patienten verzeichnen konnte, sind weder zufällig noch beruhen sie auf Magie oder Zauberei. Vieles läßt sich heute bereits wissenschaftlich erklären und nachwei-

---

* Siehe dazu Kap.II.4. Die Enderlein- und Sanum-Medikamente

sen. Die Namen des großen Forschers Günther Enderlein und seines Vorläufers Antoine Bechamp (1816 bis 1908), denen alles dies letztlich zu verdanken ist, sind heute in medizinischen Nachschlagewerken unauffindbar. Die von mir zu Anfang gestellten Fragen berühren die mehr als hundertjährige Geschichte einer Entwicklung in der Medizin, eines Gesundheitswesens, das sich in vielen Aspekten wohl treffender als ein Krankheitswesen bezeichnen ließe. Sie berühren auch die Geschichte von einzelnen Wissenschaftlern und Ärzten, deren Ansichten nicht der herrschenden Lehrmeinung entsprachen und die daher zu Lebzeiten angefeindet und verleumdet und später einfach totgeschwiegen wurden. Die Wahrheit ihrer Erkenntnisse wird sich jedoch durchsetzen, und ich bin sicher, daß sich auch das bisher noch Verborgene eines Tages aufdecken läßt und vielen kranken Menschen zur Heilung verhelfen kann.

Teil A

ALLGEMEINE GRUNDLAGEN

I. Geschichtlicher Überblick

1. Die Entdeckung der Bakterien – Monomorphismus und Pleomorphismus

Jahrhundertelang wurde die Menschheit durch periodisch wiederkehrende Seuchen – Pest, Pocken (Blattern), Cholera, Typhus – in Angst und Schrecken versetzt. Immer wieder wurde die Bevölkerung stark dezimiert, ja, in manchen Landstrichen sogar ausgerottet. Im Abendland wurde darin zumeist eine Strafe Gottes gesehen – erst im Zeitalter der Aufklärung begann man, nach den wirklichen Ursachen zu forschen. Dank der fortschreitenden Entwicklung der Mikroskopie wurden Kleinstlebewesen entdeckt, die in unserem Körper leben und allgemein als Bakterien bezeichnet werden. Gleichzeitig erkannte man, daß diese Bakterien immer dann vermehrt zu finden waren, wenn Krankheiten und Seuchen auftraten. So entstand ein neuer Wissenschaftszweig, die Bakteriologie.

Bereits 1872 stellte der Breslauer Bakteriologe Ferdinand Julius Cohn (1828 bis 1898) eine Systematik der Bakterien auf. Mit ihr war es möglich, die verschiedensten Formen dieser Kleinstlebewesen gezielt zu erfassen und einzuordnen. Der Weg war nun frei, ihren Einfluß auf das Geschehen im menschlichen Körper zu erforschen. Es kam zu einer Reihe von Entdeckungen, und man isolierte den Milzbranderreger, den Erreger der Cholera, der Diphtherie, des Typhus, der Tuberkulose und der Syphilis.

Gleichzeitig begann jedoch ein Streit der Wissenschaftler über Art, Wesen und Verhalten der Bakterien. Hauptsächlich zwei Denkrichtungen nahmen für sich in Anspruch, das „wahre“ Wesen der Bakterien zu kennen. Die einen behaupteten, Bakterien seien nicht imstande, ihr Erscheinungsbild zu verändern, die anderen behaupteten das Gegenteil: Unter bestimmten Bedingungen könnten sich Bakterien durchaus verändern und eine andere Erscheinungsform annehmen. Die erste Gruppe waren die Monomorphisten (von griech. monomorph, „eingestaltig"), die zweite Gruppe bezeichnete man als Pleomorphisten (von griech. pleomorph, „mehrgestaltig").

Einer der bedeutendsten Vertreter der Monomorphisten war Louis Pasteur (1822 bis 1895). Pasteur erklärte, Mikroben müßten in unveränderliche Arten und Gattungen eingeteilt werden. Jede Art erzeuge eine jeweils ganz spezifische, ihr und nur ihr allein gemäße Krankheit. Begründer der systematischen Pleomorphie hingegen war der Franzose Antoine Bechamp. In seiner Veröffentlichung über die „Mikrozymas" stellte er fest, daß alle tierischen und pflanzlichen Zellen kleinste Körnchen (granulations moléculaires) enthielten, die beim Absterben von Zellen, Organen oder Organismen nicht zugrunde gingen, sondern weiterlebten. Bakterien seien somit nichts anderes als die lebenden Abfallprodukte abgestorbener Körperzellen. Außerdem nahm er an, daß Viren, Pilze und Bakterien unterschiedliche Entwicklungsformen von Krankheitserregern mit unzähligen Zwischenstufen seien.

Der prominentere und angesehenere Pasteur aber setzte sich mit seiner Ansicht durch, und tatsächlich hatte es auch lange Zeit den Anschein, als sei er im Recht. Die akute Seuchengefahr schien aufgrund seiner Erkenntnisse weitgehend eingedämmt. Die Ursachen dieses Sieges wurden jedoch nicht sorgfältig genug analysiert. Allgemein schrieb man die Erfolge in der Seuchenbekämpfung den neuen Medikamenten zu, die entwickelt worden waren, wie beispielsweise Salvarsan* und den Sulfonamiden. Man übersah dabei, daß gleichzeitig auch noch andere, sehr wirkungsvolle Maßnahmen ergriffen worden waren, die die Seuchen eindämmen konnten, vor allem auf dem Gebiet der Hygiene. Aus heutiger Sicht scheint jedenfalls die Hygiene die entscheidende Rolle gespielt zu haben; denn man stellte auch fest, daß die Wirkung der Medikamente nach eini-

* das erste, rein chemisch hergestellte Arzneimittel (Ehrlich)

ger Zeit nachließ und sogar ausblieb – solange nicht gleichzeitig drastische Verbesserungen der städtischen oder dörflichen Hygiene vorgenommen wurden. Also forschte man weiter nach den „Krankheitserregern", immer im Sinne der Monomorphie, und entdeckte schließlich als vermeintliche Gegenmittel die Antibiotika, die Cortisone, die Zytostatika und andere mehr. Jedesmal wurde der Anschein erweckt, nun sei endgültig ein Patentmittel für die Bekämpfung der gefährlichen Krankheiten gefunden. Nach einiger Zeit stellten sich jedoch bei vielen Patienten gravierende Nebenwirkungen ein. Daraufhin folgte die Erklärung, wirkungsvolle Medikamente hätten zwangsläufig auch Nebenwirkungen, da sie sonst nicht helfen könnten. Neue Krankheitsformen tauchten auf, typische Erscheinungsbilder von Bakterien und Viren veränderten sich über Nacht, und seit Anfang der achtziger Jahre haben wir es mit einer neuen erschreckenden Seuche zu tun: Aids.

Der analytische und diagnostische Denkfehler wird jedoch bis heute weiter vollzogen: Man fährt damit fort, nach isolierten „spezifischen" Erregern zu fahnden, anstatt endlich einmal den grundlegenden Denkansatz dieser Forschungen in Frage zu stellen.

Mikroorganismen verändern sich unaufhörlich. Inzwischen hat man die verschiedensten HIV-Viren entdeckt und versucht, ihnen mit massiven chemischen Giften zu Leibe zu rücken. Doch wie jedes Lebewesen, das überleben will, zwingt man auch diese Mikroorganismen nur wieder in eine andere Überlebensform. Sie sind zu unzähligen Wandlungen fähig und können, selbst wenn sie durch chemische Medikamente zerstört werden, durch Veränderung der genetischen Information der Zelle den Nährboden für neue Wuchsformen abgeben, die möglicherweise noch gefährlicher als ihre Vorgänger sind. Scheinbar besiegte, einst akute Krankheiten werden zu chronischen. Diese sind viel schwieriger zu bekämpfen, weil man dabei zuerst Blockaden aufbrechen muß, die die Mikroben errichtet haben.

Die Schulmedizin behauptete jedoch weiterhin, chronische Krankheiten seien nicht heilbar. Wenn aber Heilung in vielen Fällen doch gelingt, verdanken wir dies in erster Linie den Pleomorphisten, allen voran den Grundlagenforschungen Günther Enderleins, der sich bereits 1925 in seiner Veröffentlichung über die „Bakterien-Cyclogenie"* an die Wissenschaft wandte.

2. Die bahnbrechenden Entdeckungen Enderleins und ihre Konsequenzen für die Medizin

Zur Zeit des Ersten Weltkriegs hatte man schon einige Erfahrung bei der Erforschung und Bekämpfung von Infektionskrankheiten gesammelt. Durch den Krieg mit seinen vielfach schlechten hygienischen Bedingungen kam aber eine neue Geißel über die Menschheit: das Fleckfieber. Es wurde in erster Linie von Läusen übertragen, trat akut epidemisch auf und forderte viele Todesopfer. Diese Krankheit befiel vorwiegend die kämpfende Truppe. Die kriegführenden Regierungen alarmierten daher diejenigen Wissenschaftler, die mit der Bakteriologie vertraut waren. Einer von ihnen war Professor Dr. Günther Enderlein, seinerzeit wissenschaftlicher Mitarbeiter (Kustos) am Zoologischen Institut in Berlin, der bereits durch die Veröffentlichung von über fünfhundert wissenschaftlichen Artikeln auf sich aufmerksam gemacht hatte.

Günther Enderlein wurde 1872 als Sohn einer Leipziger Lehrerfamilie geboren. Nach Abschluß der Reifeprüfung studierte er, mit dem Schwerpunkt Zoologie, Naturwissenschaften und promovierte „summa cum laude". Als wissenschaftlicher Mitarbeiter des Zoologischen Instituts in Berlin wurde Enderlein in der Fleckfie-

* siehe Literaturverzeichnis

berforschung eingesetzt. Dabei entdeckte er 1916 im Blutdunkelfeld – einem speziellen mikroskopischen Verfahren – bewegliche Kleinstlebewesen, die mit höher organisierten Bakterien merkwürdige Verbindungen eingingen: Sie verschmolzen sozusagen mit ihren „Kopulationspartnern" und wurden dadurch unversehens unsichtbar. Enderlein vermutete hier Geschlechtsvorgänge, bei denen niedere Formen entstanden, die aber im Lichtmikroskop unsichtbar blieben.

Enderlein begab sich daraufhin in die Bibliotheken und suchte in der Literatur nach Hinweisen darauf, ob schon vor ihm irgend jemand solche merkwürdigen Beobachtungen gemacht hatte. Dabei stieß er auf die Arbeiten der Pleomorphisten, die inzwischen längst in Vergessenheit geraten waren. Vor allem die Arbeiten Bechamps erweckten seine Aufmerksamkeit. Bechamps Darlegungen waren so überzeugend, daß Enderlein seine Forschungen nach kurzer Zeit ganz im Sinne der Pleomorphie fortzusetzen begann: Könnte es vielleicht auf diesem Wege gelingen, einen Ausweg aus dem Teufelskreis zu finden – der ständigen Suche nach neuen Krankheiten, nach neuen Erregern und nach neuen Gegenmitteln?

Enderlein gelangte zu erstaunlichen Ergebnissen. Seine Entdekkungen stellten die bis dahin favorisierten medizinischen Erkenntnisse ernsthaft in Frage. In seiner 1925 veröffentlichten Arbeit „Bakterien-Cyclogenie" formulierte er zum erstenmal seine Postulate, die er bis dahin gesammelt hatte. Eine angemessene Resonanz blieb jedoch aus, obwohl dieses Werk für Bakteriologen und Mediziner in jeder Hinsicht eine Revolution darstellte und insofern Diskussion und Überprüfung zugleich erfordert hätte.

Dies um so mehr, als Wissenschaft und Forschung auf den betreffenden Gebieten an ihre Grenzen gestoßen waren. Aber wie so oft in der Geschichte der europäischen Wissenschaft rief eine neue Hypothese den Widerstand jener hervor, die die herrschende Lehrmeinung vertraten. Mit denkbar unlauteren Mitteln versuchte man Enderlein mundtot zu machen, mochte auch darüber der Eid des Hippokrates, den jeder angehende Arzt schwört, in Vergessenheit geraten: Salus aegroti suprema lex – „Das Wohl des Kranken ist das oberste Gesetz".

Doch Günther Enderlein gab nicht auf. Er gründete in Berlin ein eigenes mikrobiologisches Institut, in dem er neuartige Präparate aus Schimmelpilzen entwickelte. Daraus entstand die Berlin-Hamburger Firma Sanum, deren Herstellungsleiter er wurde. Später wurde der Betrieb nach Aumühle bei Hamburg verlegt und erhielt den neuen Namen Ibica. Enderlein starb 1968.

Bis 1975 wurde die Firma von Enderleins Witwe Sigrid weitergeführt. Dank der Einsatzbereitschaft von Heinrich Kehlbeck und dem ehemaligen wissenschaftlichen Mitarbeiter Enderleins, Dr. Alfred Baum, die in Hoya die Firma Sanum-Kehlbeck gründeten, gelang es, die von Enderlein entwickelten Präparate weiter herzustellen und an ihrer Entwicklung zu arbeiten.

Was aber hatte Günther Enderlein entdeckt? Der neue Begriff, den er einführte – die „Bakterien-Cyclogenie" –, gibt einen ersten Aufschluß. Cyklos, griech., bedeutet „Kreis"; genos bedeutet „Geburt". Auf dem niedersten Punkt dieser Kreisentwicklung (= Zyklode) befindet sich eine Urform: ein pflanzliches Eiweißkörnchen mit einem Hunderttausendstel Millimeter Durchmesser, der sogenannte „Protit", das aber bereits mit Leben erfüllt ist (Abb 1). Auf dem Höhepunkt des Kreises steht ein Pilz, den Enderlein als Mucor racemosus Fresen identifizierte. Zwischen den beiden Polen dieses als Mucor- oder Urzyklode bezeichneten Kreises gibt es unzählige Entwicklungsstufen, die teils unschädlich sind, teils in ihrer entarteten Form Krankheiten hervorrufen können. Die unschädlichen Arten – die Symbionten – leben in Symbiose mit uns und sind für unser Wohlergehen lebensnotwendig. Unter Symbiose verstehe ich ein Gleichgewicht, das auf einem Zusammenspiel unseres Körpers mit den darin vorkommenden Mikroorganismen beruht. Als Beispiel dafür seien die Darmbakterien genannt.

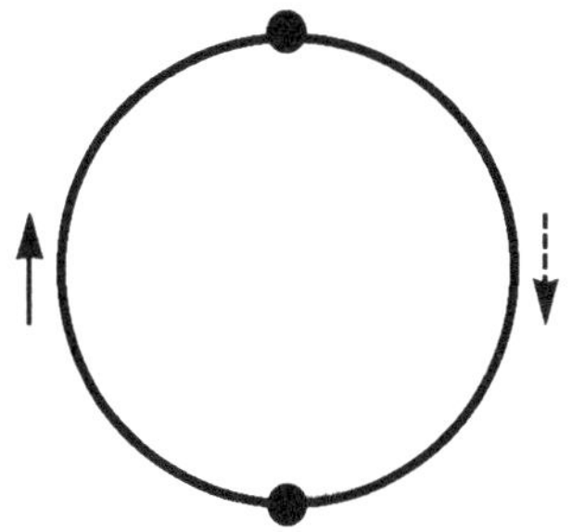

Abb. 1: Schematische Darstellung einer Zyklode

Falls diese Symbiose aber einmal gestört ist, können sich diese harmlosen Gesellen zu wahren Übeltätern entwickeln, die für allerlei Krankheiten verantwortlich sind. Dies ist dann der Fall, wenn bei einem immungeschwächten Patienten eine Veränderung des Milieus gegeben ist, welche immer auch mit einer Verschiebung des Säure-Basen-Gleichgewichtes verbunden ist. Dann können sich die Symbionten in eine höhere und somit krankmachende Form verwandeln.

Unserem Immunsystem, das über zahlreiche passive und aktive Abwehrmechanismen verfügt, haben wir es zu verdanken, daß wir trotzdem nicht immer krank werden. Wenn diese aber versagen, tritt eine Infektion auf, die chronisch werden kann.

Um die aus dem Gleichgewicht geratenen Symbionten wieder ins richtige Lot zu bringen, kam Enderlein auf die geniale Idee, niedere, mit unserem Körper in Symbiose lebende Bioregulatoren als Arzneimittel einzusetzen. Grundlage des heutigen Arzneimittels "Mucokehl" sind solche Bioregulatoren. Diese sind in der Lage, durch gewaltlose Umbauvorgänge höhere, parasitäre Entwicklungsformen abzubauen, die dann durch Niere, Haut usw. ausgeschieden werden können.

Natürlich sind diese Zusammenhänge in ihrer Differenziertheit nicht leicht zu verstehen. Insofern kann es zunächst nur darum gehen, in großen Zügen die Beziehung zwischen Krankheitsursache und erforderlicher Therapie aufzuzeigen. Dies hat Enderlein selbst nicht ausreichend geleistet, und dies ist ihm auch oft zum Vorwurf gemacht worden. Doch sollte man dabei einen Punkt, der wohl auf viele Forscher zutrifft, nicht vergessen: Eine geniale Idee bedeutet noch lange nicht die praktische Lösung eines Problems. Enderlein beschrieb soviel bisher Unbekanntes, daß er neue Begriffe verwenden mußte. Vielleicht hätten sich dafür verständlichere Termini finden lassen, doch das logische Ordnen dieser Erkenntnisse blieb der Nachwelt vorbehalten. Im übrigen lag hierin aber sicher nicht der eigentliche Grund für die Ablehnung von Enderleins Entdeckungen; die „Unverständlichkeit" war nur ein Vorwand. Enderlein rüttelte an dem zum Dogma erklärten Monomorphismus, der so schön in das Denkschema einer positivistischen Wissenschaftsauffassung paßte – einer Wissenschaft, die noch heute meint, all ihre Untersuchungsergebnisse wägen und messen, objektivieren, quantifizieren und beliebig reproduzieren zu können.

Am Beispiel der Diphtherie veranschaulicht, heißt dies: Nachdem als Ursache für eine Erkrankung ein spezifischer Erreger festgestellt worden ist, wird zunächst versucht, eine Regel für eine einheitliche Diagnose aufzustellen. Dies gelingt aber nur, wenn man bei der Analyse der Krankheitssymptome, die ganz verschieden sein können, von dem einzelnen Menschen bewußt absieht. Es heißt nicht: „Dieses Krankheitsbild ist für diesen Menschen typisch, jenes aber für jenen Menschen", sondern es wird objektiviert und erklärt: „All diese Krankheitsbilder sind, ganz unabhängig von den Menschen, typisch für die Diphtherie!" Beim zweiten Schritt wird versucht, möglichst viele an derselben Erkrankung leidende Menschen mit einem bestimmten Heilmittel zu behandeln, das nicht den jeweils sehr individuellen Diphtheriefall abdeckt, sondern das „objektive" Krankheitsbild d e r Diphtherie beeinflussen soll. Dann kommt der dritte Schritt: Das Objektivieren und Quantifizieren muß unter den verschiedensten Bedingungen immer wieder zu gleichen Ergebnissen führen – es muß wiederholbar sein. Es muß mit ein und derselben Diagnostik und Behandlungsmethode ein möglichst hoher Prozentsatz von Patienten geheilt werden können. Diagnostik und Behandlung werden in ein Schema eingebunden, das immer wieder reproduzierbar sein muß.

Es ist leicht einzusehen, daß dieses Vorgehen unserer heutigen industriellen Produktionsweise sehr entgegenkommt. Wer hat nicht schon als Patient mit diesem System seine Erfahrungen gemacht, und zwar meist dann, wenn Unzufriedenheit mit einem Behandler und seinen Methoden vorausging und der Therapeut gewechselt wurde? Der neue Behandler tat, im Grunde genommen, auch nichts anderes als sein Vorgänger. Es wurden dieselben physikalischen Maßnahmen angeordnet, dieselben Wirkstoffe verschrieben, auch wenn sie, als pharmazeutisches Produkt, vielleicht einen anderen Namen hatten. Dieses System hat natürlich Vorteile und konnte sich nicht zuletzt deshalb so lange halten, weil es sich bei den großen Seuchen bewährt zu haben schien.

Heute hat sich diese Situation jedoch grundlegend geändert, zumindest in unseren Breiten. Die akuten Seuchen sind verschwunden. An ihre Stelle sind die chronischen Krankheiten getreten: die verschiedenen Krebsarten, die rheumatischen Erkrankungen, der Bluthochdruck, der Herzinfarkt, der Schlaganfall, die Arthrosen und viele andere mehr. Diese vollkommen neu gearteten Erkrankungen werden aber immer noch mit den alten, meist medikamentös-apparativ-chirurgischen Verfahren behandelt, obwohl sich diese Methoden oft als unzureichend erwiesen haben, wenn es gilt, diese Krankheiten insgesamt einzudämmen. Es sind reine Reparaturmaßnahmen, vollkommen an den Symptomen und nur selten an den Ursachen orientiert.

Einen Ausweg aus dieser Fixierung bietet die Naturheilkunde. Sie bezieht den ganzen Menschen ein und stellt nicht die Krankheit, die Symptome einer Krankheit in den Mittelpunkt der Betrachtungsweise, sondern das Individuum, den leidenden Menschen, der Träger dieser Symptome ist. Dieser leidende Mensch zeigt so große Unterschiede in seinen Krankheitsäußerungen, in seiner Psyche, seinem sozialen Umfeld und seiner einzigartigen persönlichen Geschichte, daß man auf jeden einzelnen eine individuelle Behandlungsweise anwenden muß. Es wird also nicht quantifiziert, sondern qualifiziert. Damit entfällt auch das Dogma der Reproduzierbarkeit, also die jederzeit und an jedem Ort beliebige Wiederholung einer beabsichtigten Wirkung in Diagnose und Therapie. Erst die Gesamtheit der Symptome eines Kranken, „dieses nach außen reflektierende Bild des inneren Wesens der Krankheit", und die Berücksichtigung aller individuellen Entstehungsgeschichten der Krankheit geben dem Behandler die Möglichkeit zu erkennen, welche Therapie der Patient braucht.

Die Enderlein-Therapie beruht wie die von Samuel Hahnemann (1755 bis 1843) begründete Homöopathie und viele andere Naturheilverfahren auf diesem Prinzip. Darüber hinaus berücksichtigte Enderlein noch einen weiteren wichtigen Grundgedanken der Naturheilkunde: das Prinzip der Isopathie (Selbstheilung). Es hatte sich nämlich gezeigt, daß viele traditionelle Naturheilverfahren bei zahlreichen chronischen Erkrankungen keine dauerhafte Heilung herbeiführen, sondern lediglich eine Linderung bewirken. Dagegen stellt die Enderlein-Therapie ein Lösungsmodell dar, um die Ursache vieler chronischer Erkrankungen zu erkennen und mit Erfolg zu behandeln - insbesondere dann, wenn wir diese Therapie in die traditionelle Naturheilkunde einbinden und Enderlein-Präparate gewissermaßen als „Speerspitze" einsetzen. Die später beschriebenen Krankengeschichten belegen, wie am Beispiel ausgewählter Patienten bestimmte, bisher als unheilbar oder als schlecht behandelbar bezeichnete Krankheiten mit den vergleichsweise einfachen Arzneimitteln nach Enderlein grundlegend geheilt oder – je nach Vorbehandlung – doch zumindest wesentlich gelindert werden können.

II. Die Grundlagen der Enderlein-Therapie

1. Die Wandelbarkeit der Mikroorganismen innerhalb der Zykloden und die entsprechenden Krankheitsbilder

Der menschliche Organismus lebt, wie wir wissen, in ständiger Symbiose mit den verschiedensten Kleinstlebewesen, wie zum Beispiel den Darmbakterien. Auch das Blut ist von Mikroorganismen besiedelt. Allerdings kommen diese hier nicht in Bakterienform vor, sondern als Vorstufen, Stadien niederer Entwicklung. Diese Erkenntnis verdanken wir Günther Enderlein. Er entdeckte, daß Mikroorganismen einen Formenwandel durchlaufen: Aus kleinsten lebenden Eiweißmolekülen, den Protiten, können zum Beispiel Bakterien, aus Bakterien Pilze entstehen. Die niederen Entwicklungsstufen leben, wie bereits in Kap. I.2 beschrieben, in Symbiose mit uns, sind also Teil unseres Gesamtorganismus. Sie beeinflussen ganz wesentlich den Zustand des Blutes, seine Gerinnungsfähigkeit, die Beweglichkeit und Lebensdauer der Blutkörperchen, die Fließeigenschaften und vieles andere. Darüber hinaus besitzen sie eine große Bedeutung für unser Immunsystem, da sie Erreger abbauen und damit ihr Auftreten in Grenzen halten können (siehe dazu das folgende Kapitel „Immunsystem").

Erst wenn das Milieu, der Gesamtzustand des Organismus, dauerhaft verändert ist – etwa durch konstitutionelle Schwächen, durch falsche Ernährung oder ungesunde Lebensweise –, geht die Selbstregulation verloren. Es findet dann eine Veränderung der niederen Entwicklungsstufen zu höheren pathogenen Formen statt, die mit bestimmten Krankheiten einhergeht. Enderlein führte für diese Aufwärtsentwicklung den Begriff der Zyklode ein (siehe Kapitel I.1).

Auf dem untersten Punkt dieses Kreises befindet sich, wie bereits kurz beschrieben, der sogenannte Protit, ein pflanzliches Eiweißkörperchen, das schon mit Leben erfüllt ist. Auf dem Höhepunkt der Zyklode steht ein Pilz, der Mucor racemosus Fresen. Zwischen den beiden Polen dieses von Enderlein als Mucor- oder Urzyklode bezeichneten Kreises gibt es zahllose Wuchsformen, die teils unschädlich sind und teils Krankheiten hervorrufen können (Abb. 2).

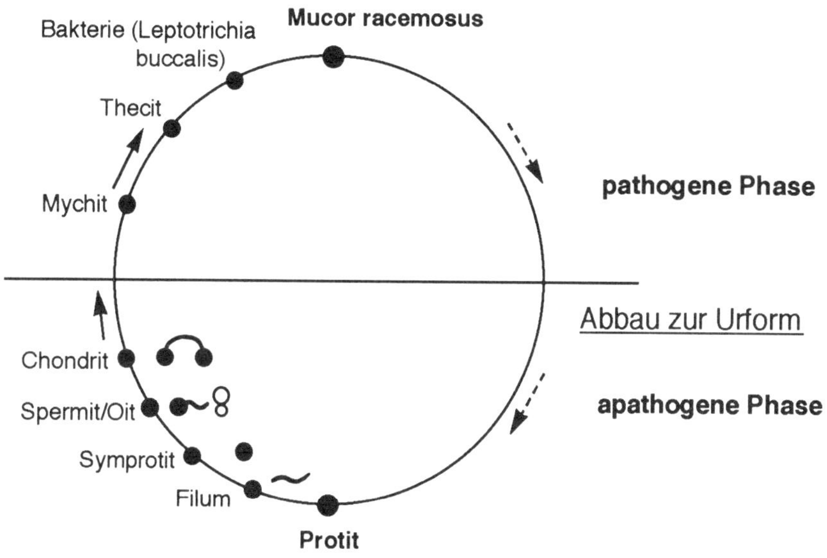

Abb. 2: Schematische Darstellung der Mucor- oder Urzyklode mit einigen Wuchsformen

Die verschiedenen Entwicklungsstufen können mit Hilfe der Dunkelfeldmikroskopie (vgl. Kap.II.3.) im menschlichen Blut sichtbar gemacht werden – allerdings mit Ausnahme des Protiten, der aufgrund seiner geringen Größe lediglich im Elektronenmikroskop nachweisbar ist. Untersucht man einen Blutstropfen im Blutdunkelfeld, so erkennt man – anders als im normalen Hellfeld-Mikroskop – ein Gewimmel von sich schnell bewegenden Körnchen, die mit einer Geißel versehen sind. Es handelt sich dabei um Spermite. Seltener ist auch das weibliche Pendant des Spermiten, das Oit, als kleine runde Struktur sichtbar. Sieht man ganz genau hin, erkennt man zwischen den roten Blutkörperchen feine Fäden, von Enderlein als Fili bezeichnet. Ebenso lassen sich Gebilde nachweisen, die wie Hanteln aussehen. Diese werden als Chondrite bezeichnet. Bei näherer Betrachtung sind auch Symprotite erkennbar, kleine runde Strukturen, die durch eine Aufwärtsentwicklung des Protiten entstehen. Das alles sind sogenannte niedervalente, also niedere Wuchsformen, die friedlich als Symbionten in unserem Blut leben. Falls diese Symbiose einmal gestört ist, etwa durch eine Verschiebung des Säure-Basen-Gleichgewichts, kann es zu einer Aufwärtsentwicklung dieser für unser Wohlergehen so wichtigen Mikroorganismen kommen. Es entstehen dann pathogene Formen, die Krankheiten auslösen können. Innerhalb dieser Aufwärtsentwicklung spielen bisher nicht näher erforschte bio-physikalische Faktoren eine entscheidende Rolle.

Enderlein bezeichnete diesen Vorgang der Höherentwicklung von Mikroorganismen und den damit verbundenen Befall der Blutkörperchen durch die Wuchsformen als Endobiose. Als Sammelbegriff für die verschiedenen Entwicklungsformen der Mucor-Zyklode führte er die Bezeichnung „Endobiont“ ein. Zu den höheren Formen gehören insbesondere der Mychit und die verschiedenen Bakterienformen. Der Mychit ist nach Enderlein die sogenannte Urkeimzelle, aus der sich über mehrere Zwischenstufen das Bakterium entwickeln kann. Die Höherentwicklung innerhalb der Mucor-Zyklode bewirkt in unserem Körper eine zunehmende Verdickung und Verlangsamung des Blutes. Es kommt zu Durchblutungsstörungen und deren Folgeerscheinungen, wie etwa venösen Stauungen, Thrombosen und Schlaganfällen (siehe Tabelle Seite 27).

Akute Krankheiten können aufgrund der verschiedenen Entwicklungsformen im Blutdunkelfeld meist sehr schnell diagnostiziert werden. Schwieriger wird es dagegen bei chronischen Erkrankungen, da die Erreger, das heißt, die entsprechenden Wuchsformen der Zykloden, sich in Form von Viren in den Körperzellen festgesetzt haben. Wir haben es dann mit einer Blockade, von Enderlein als Mochlose bezeichnet, zu tun. Die Viren können sich im übrigen aus jeder beliebigen Wuchsform der Zykloden entwickeln.

Es gibt aber auch Erkrankungen als Folge von Erregern anderer Zykloden. So entdeckte Enderlein, daß der Auslöser der Tuberkulose Teil einer Zyklode ist, auf deren Höhepunkt sich der Pilz Aspergillus niger (van Thieghem) befindet. Grundsätzlich gilt jedoch nach Enderlein, daß der Ursprung aller Zykloden durch den Protiten bestimmt wird. Es muß also eine oder mehrere Stellen in der Mucor- oder Urzyklode geben, von der aus sich andere Zykloden lösen, vielfältige Entwicklungsformen bilden und als Endstufe einen anderen Pilz als Höhepunkt (Kulminante) haben. Der Ausgangspunkt der Apergillus-Zyklode ist nach Enderlein das Oit der Mucor- oder Urzyklode, wobei die Abspaltung auf dem Weg der geschlechtlichen Vermehrung erfolgt: Der Pilz Aspergillus niger stößt zu seiner Vermehrung Sporen aus. Diese Sporen suchen nun einen geeigneten Nährboden, auf dem sie sich festsetzen und entfalten können. Enderlein erkannte, daß ein bereits von Cohn beschriebenes morphologisches Grundelement, das er als Gonidie bezeichnete, die Spore des Pilzes Aspergillus niger ist. Die Gonidie vereinigt sich mit dem Oit, dem weiblichen Pendant des Spermiten, noch innerhalb der Urzyklode und leitet damit einen neuen Entwicklungskreislauf ein. Die Aufwärtsentwicklung erfolgt nun weiter über verschiedene, größtenteils noch unerforschte Stufen bis hin zum Aspergillus niger, falls dies nicht vorher von der Immunabwehr des Organismus verhindert wird (siehe Abb. 3, Seite 24).

Innerhalb der Aspergillus-Zyklode kann eine Reihe von verschiedenartigen Erkrankungen auftreten, zum Beispiel Bronchitis, Tuber-

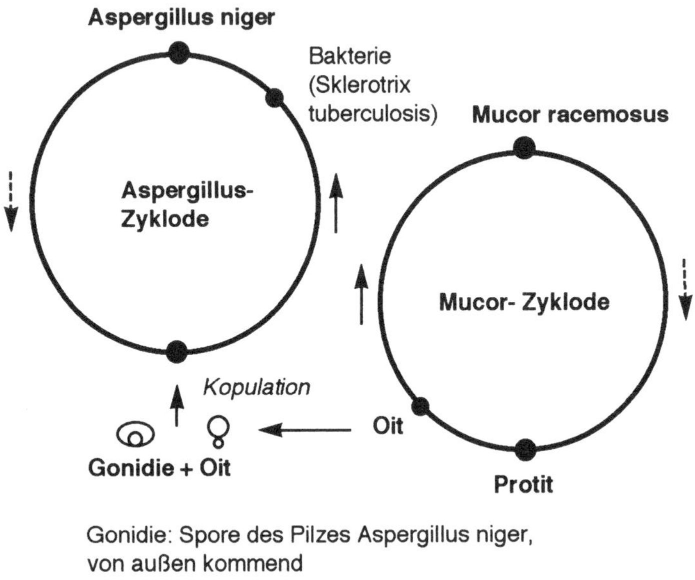

Abb. 3: Die hypothetische Abspaltung der Aspergillus niger-Zyklode aus der Mucor- oder Urzyklode auf der Stufe des Oits. Die Aufwärtsentwicklung innerhalb der Aspergillus-Zyklode erfolgt über zahlreiche Wuchsformen.

kulose und die meisten geschwulstbildenden Krebserkrankungen (siehe Tabelle Seite 27).

Auch die von Enderlein entdeckte Penicillium notatum-Zyklode hat ihren Ausgangspunkt in der Urzyklode. Die Abspaltung erfolgt auf der Stufe des Mychits durch ungeschlechtliche Vermehrung, das heißt Teilung.

Der Höhepunkt dieser Zyklode ist der Pilz Penicillium notatum (Abb. 4).

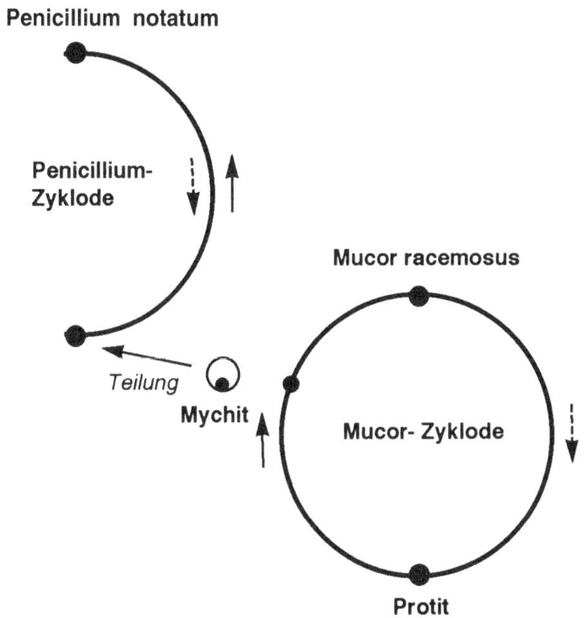

Abb. 4: Die hypothetische Abspaltung der Penicillium-Zyklode aus der Mucor- oder Urzyklode auf der Stufe des Mychits durch ungeschlechtliche Vermehrung (Teilung). Die Aufwärtsentwicklung erfolgt über zahlreiche Wuchsformen.

Zu den Erkrankungen der Penicillium-Zyklode zählt man vornehmlich entzündliche Krankheiten im Bereich der Wirbelsäule, der Gelenke, der Nerven, dem vielfältigen Formenkreis des rheumatischen Geschehens und der offenen eitrigen Entzündungen. Nur bei letzteren haben wir es mit einer reinen Form aus der Penicillium-Reihe zu tun. Die anderen Krankheiten stellen mehr oder weniger

Mischformen mit anderen Zykloden dar. Das erklärt sich aus der Kulminantenform des Pilzes Penicillium notatum.

Dieser bildet sehr häufig sogenannte Conkulminanten, das heißt, die Kulminante, also der Höhepunkt der Zyklode, ist nicht der Pilz, sondern die Bakterie oder eine andere Wuchsform innerhalb der Zyklode. Wenn der Mikroorganismus nicht seinen absoluten Höhepunkt erreicht, springt er zwischen den verschiedenen Entwicklungsformen hin und her. Diese Entwicklungsformen können durchaus auch innerhalb einer anderen Zyklode liegen. Außer den bereits genannten Zykloden existieren eine Reihe weiterer Kreisläufe, etwa die Candida-Zyklode.

Für die Ermittlung der Diagnose mit Hilfe der Dunkelfeldmikroskopie spielen außer den bereits beschriebenen Entwicklungsstufen der Zykloden auch die sogenannten Symplasten eine große Rolle. Es handelt sich dabei um Zusammenballungen von verschiedenen Wuchsformen der Zykloden, Bakterien, Bakterientrümmern und Abfallstoffen. Man unterscheidet Mucor- und Aspergillussymplasten. Häufig treten auch Mischformen auf.

Auf die besondere Bedeutung der Symplasten für unser Immunsystem wird im folgenden Kapitel noch näher eingegangen.

Krankheitsbilder und ihre Zuordnung zu den verschiedenen Zykloden

Mucor–Zyklode	Penicillium–Zyklode*	Aspergillus–Zyklode*
Venenerkrankungen	offene eitrige Entzündungen	Bronchitis
Hämorrhoiden	Osteomyelitis	Aspergillose
arterielle Durchblutungsstörungen	Gicht	Krupp–Husten
Schlaganfall	Herderkrankungen	Tuberkulose
Hörsturz	Sinusitis	Morbus Bechterew
schleichender Gefäßverschluß	bestimmte Rheumaformen	Arthrose und Arthritis der Gelenke
Diabetes mellitus		Krebserkrankungen
Thrombozytopenie		AIDS
Zervikalsyndrom		
Osteomyelosklerose		
Frauenleiden		

* zum Teil Mischformen mit anderen Zykloden

2. Die Bedeutung des Immunsystems

Der Begriff „Immunsystem“ wird heute sowohl von Medizinern als auch von Laien selbstverständlich gebraucht und angewandt. Gibt es in der Medizin in der Zwischenzeit auch eine allgemein verbindliche Definition und spezifische Behandlungsmethoden, um dieses Immunsystem im Kampf gegen eine Erkrankung zu nutzen, beispielsweise die Verabreichung von Medikamenten, welche die körpereigene Abwehr stimulieren, so ist seine Wirkungsweise jedoch immer noch nicht in allen Einzelheiten erforscht.

Nach dem bisherigen – hypothetischen – Kenntnisstand versteht man unter diesem Begriff ein System von Organen, Zellen und Eiweißkörpern, die an verschiedenen Stellen unseres Organismus lokalisiert und für die Abwehr körperfremder Substanzen (Antigene) verantwortlich sind. Die Thymusdrüse, hinter dem Brustbein gelegen, ist die Schaltstation, sie steuert die Immunreaktionen. Zu den der Thymusdrüse unterstellten Organen zählen die Milz, die Lymphknoten, die Mandeln, der Blinddarm und die Peyerschen Plaques (Abwehrorgane im Dünndarm). In diesen sogenannten lymphatischen Organen, aber auch an anderen Stellen unseres Organismus, so zum Beispiel im Knochenmark, werden im Bedarfsfall die verschiedenartigsten Abwehrzellen (Leukozyten) gebildet, die an den Immunreaktionen beteiligt sind. Je nach dem Ort ihrer Entstehung und ihrer Wirkungsweise können sie Freßzellen, Killerzellen, Helferzellen oder anderes sein. Jede dieser Zellen übernimmt ganz bestimmte Aufgaben bei der Abwehr körperfremder Stoffe.

Die Wirkungsweise unseres Immunsystems läßt sich vereinfacht durch folgendes Beispiel veranschaulichen: Dringt ein Krankheitserreger oder ein Antigen in unseren Körper ein, so wird dieser sofort in Abwehrbereitschaft versetzt. Über ein kompliziertes Zusammenspiel der oben beschriebenen Abwehrzellen werden Antikörper gebildet, die sich mit dem eingedrungenen „Fremdkörper“

zu einem unlöslichen Komplex verbinden und ihn damit unschädlich machen (Abb. 5). Bei einer erneuten Infektion mit demselben Erreger „erkennt" der Körper diesen mit Hilfe der sogenannten

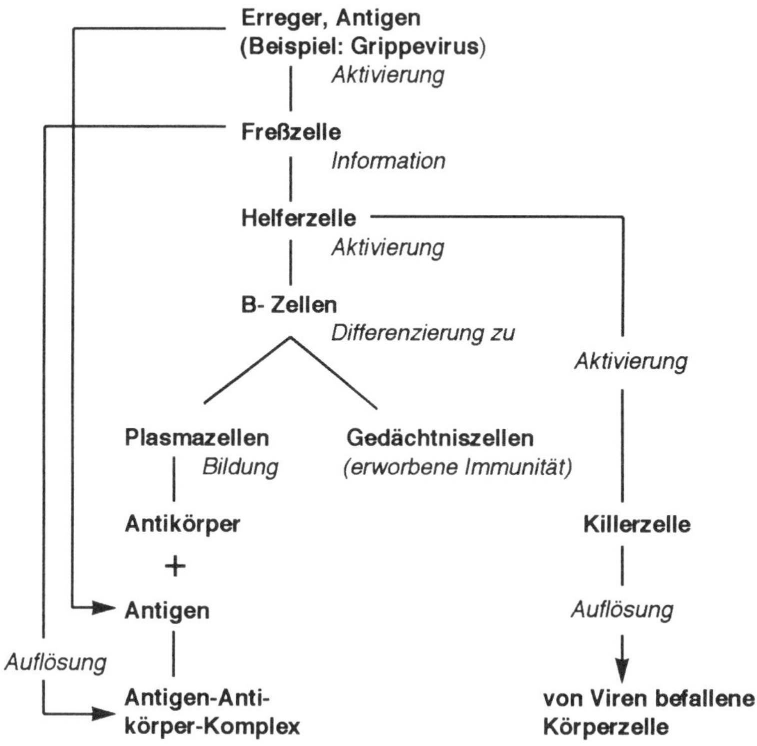

Abb. 5: Wirkungsweise des Immunsystems bei einer Virusinfektion unter Beteiligung der verschiedenen Abwehrzellen nach dem bisherigen Kenntnisstand

Gedächtniszellen, die bei der Erstinfektion quasi spezifisch programmiert wurden. Diese Zellen veranlassen eine sofortige Neubildung bzw. Vermehrung der betreffenden Antikörper. Dieser Vorgang wird als „erworbene Immunität" bezeichnet.

Während meiner Praxisjahre sind jedoch aufgrund von Beobachtungen und Vergleichen an den Erkrankungen meiner Patienten Zweifel darüber aufgetaucht, ob die bisherige Definition des Immunsystems ausreicht. Dies deckt sich mit den Forschungsergebnissen Enderleins, der eine Beteiligung der in unserem Körper vorkommenden Symbionten an der körpereigenen Abwehr vermutete. Für diese Annahme spricht vieles. Aufgrund dieser Erkenntnisse unterteile ich das Immunsystem hypothetisch in zwei Hauptgruppen:

1. Das aktive Immunsystem, zu dem die Symbionten (Spermite, Symprotite und Mikrochondrite) zählen.

2. Das passive Immunsystem mit sämtlichen Arten der Lymphozyten und Leukozyten und den oben genannten lymphatischen Organen.

Zwischen diesen beiden Systemen scheint ein ständiger Austausch zu existieren, was sich aus folgenden Beobachtungen im Dunkelfeldmikroskop ableiten läßt:

Sind zu wenige Abwehrkörper des aktiven Immunsystems im Blut oder im Lymphsystem vorhanden, so löst sich ein Teil der Leukozyten vollständig auf, indem ihre im Inneren der Zelle vorhandenen Granula (Zellplasmakörperchen) in runden Kapseln deponiert werden (siehe Abb. 6). Diese werden dann freischwimmend in das Blut entlassen. Nach dem Aufplatzen der Kapseln verwandeln sich die Leukozytengranula in Spermite, also in Bestandteile des aktiven Abwehrsystems.

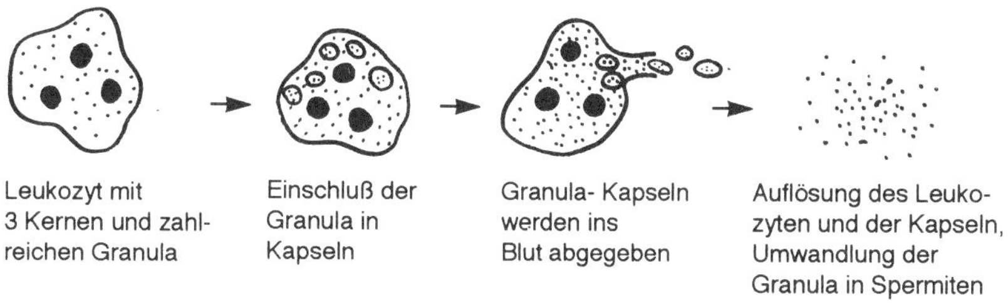

Abb. 6: Bildung von Spermiten aus den Leukozyten

Während meiner langjährigen Praxis konnte ich noch ein weiteres Beispiel für die Bildung von Spermiten aus weißen Blutkörperchen beobachten: Auf der Außenseite eines Leukozyten bildete sich urplötzlich ein Faden (Filum). Innerhalb dieses Leukozyten waren gleichzeitig mehrere Kugeln mit Granula entstanden, die nach außen abgegeben wurden und sich an dem Filum in Form einer Perlenkette aufreihten. Dieses Gebilde löste sich schließlich vom Leukozyten ab, die Kugeln platzten auf, und ihr Inhalt – zahlreiche Spermiten – ergoß sich in das Blut (siehe Abb. 7). Bei diesem Vorgang blieb der Leukozyt, im Gegensatz zum ersten Beispiel, vollständig erhalten.

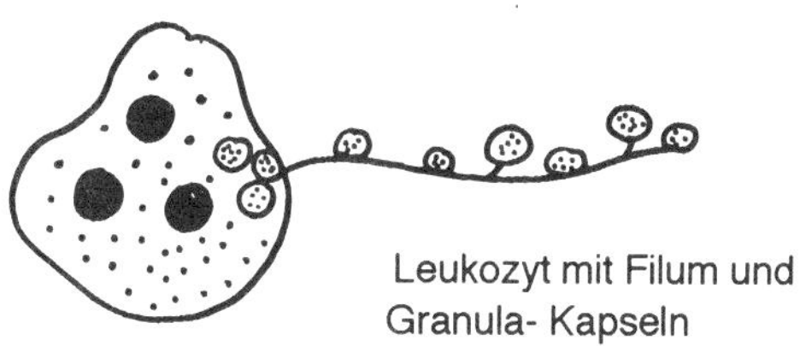

Abb. 7: Bildung von Spermiten durch den Leukozyten

Ich kann mir diese Beobachtungen nur damit erklären, daß das aktive Immunsystem augenblicklich unterversorgt war. Dieses Abwehrsystem hat die Aufgabe, höhere pathogene Formen im Blut durch Kopulationsprozesse in apathogene Mikroorganismen, also Symbionten, zu verwandeln. Gelingt dies dem Organismus nicht oder nur unvollständig, wird das passive Immunsystem mit einbezogen. Die Funktionsweise dieses Systems wurde, mit Ausnahme der Rolle des sogenannten Symplasten, weiter oben bereits erläutert. Bei den Symplasten handelt es sich, wie bereits erwähnt, um Zusammenballungen von Bakterien, Bakterientrümmern, verschiedenen Wuchsformen der Zykloden sowie Abbauprodukten, die von unserem Körper für den Angriff der Leukozyten – in diesem Fall der Freßzellen – aufbereitet und damit unschädlich gemacht werden.

Die Auflösung des Symplasten kann nach meinen Beobachtungen auf verschiedene Art und Weise erfolgen. Dafür konnte ich bisher zwei Möglichkeiten feststellen:

1. Der Leukozyt treibt ein stachelähnliches Gebilde, das mit Granula aus dem Zellinnern gefüllt ist, in den Symplasten. Die Granula verwandeln sich in Spermiten, die den Symplasten teilweise abbauen (Abb. 8).

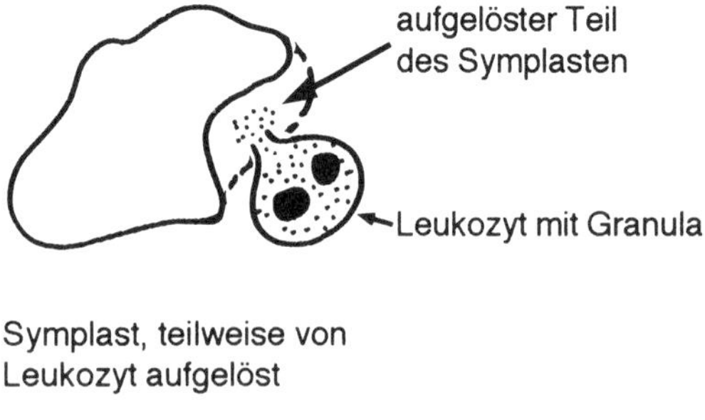

Abb. 8: Abbau eines Symplasten

2. Der Leukozyt löst sich und den Symplasten in Spermitenkapseln auf und bildet demnach wieder Abwehrkörper des aktiven Immunsystems. Damit schließt sich der Kreislauf.

Diese von mir im Dunkelfeldmikroskop beobachteten Vorgänge zeigen, daß unser Organismus über vielfältige Abwehrmöglichkeiten verfügt, die bisher weitgehend unbekannt waren. Sie dokumentieren auch, daß alle Funktionen unseres Körpers in einen immer wiederkehrenden Kreislauf eingebunden sind.

3. Die Dunkelfeldmikroskopie und andere Diagnoseverfahren

Aus medizinischer Sicht versteht man unter dem Begriff „Diagnose“ das Erkennen und die daraus resultierende Benennung eines Krankheitsbildes. Im Verlauf der Jahrhunderte wurden verschiedene Diagnoseverfahren entwickelt. Zu den altbewährten Untersuchungsmethoden, die auch in der Naturheilkunde angewandt werden, zählen zum Beispiel die Anamnese, die Inspektion und die Palpation.

Bei einer Untersuchung beginnt man zuerst mit der Anamnese, welche die Vorgeschichte des Patienten erhebt. Mit diesem einführenden Gespräch soll vor allem auch ein Vertrauensverhältnis zwischen dem Behandler und dem Patienten geschaffen werden.

Als Inspektion bezeichnet man die Untersuchung des Patienten auf sichtbare, das heißt, durch das Auge wahrnehmbare Zeichen, wie Verfärbung der Haut, auffallende Bewegung usw. So lassen sich beispielsweise am Gang des Patienten bereits Fehlstellungen im Bereich der Wirbelsäule erkennen.

Als Palpation bezeichnet man das Betasten einzelner Körperstellen auf Veränderungen hin, wie zum Beispiel Knoten, Schwellungen usw.

Eine weitere Maßnahme zur Befunderhebung ist die sogenannte Auskultation, das heißt, der Behandler hört die im Körper, zum Beispiel im Herz oder in der Lunge entstehenden, feststellbaren Schallzeichen ab und bewertet diese.

Heute steht vielfach eine Aufspaltung der diagnostischen Methoden in die verschiedenen medizinischen Teilgebiete, also eine zunehmende Spezialisierung, im Vordergrund. Die Naturheilkunde, und damit auch die Enderlein-Therapie, strebt dagegen eine Gesamtschau des Menschen unter Berücksichtigung auch seines sozialen Umfeldes an. Die Diagnose wird bei dieser „ganzheitlichen

Medizin" dem Erstbehandler überlassen, der gleichzeitig auch die Bezugsperson des Patienten ist. Erst wenn seine Möglichkeiten erschöpft sind, wird er aus Verantwortung dem Kranken gegenüber einen Spezialisten hinzuziehen, der über das nötige partielle Wissen und die entsprechenden Apparaturen verfügt.

Die Behandlung nach den Grundsätzen der Enderlein-Therapie setzt in besonderem Maße eine Summationsdiagnostik voraus. Das bedeutet, zur Diagnosefindung werden die verschiedensten Untersuchungsmethoden eingesetzt und ausgewertet. Es sollte jedoch jedem Behandler überlassen bleiben, sich nach seinen persönlichen Fähigkeiten und Grenzen zu richten, um ein möglichst exaktes Diagnoseverfahren entwickeln zu können.

Unerläßlich für jeden Enderlein-Behandler sollte aber die Beherrschung der Dunkelfeldmikroskopie sein. Dies ist eine besondere mikroskopische Arbeitsweise, die es ermöglicht, im lebenden Blut vorkommende Mikroorganismen, die im gewöhnlichen Hellfeldmikroskop nicht sichtbar sind, zu beobachten.

Die Funktionsweise des Dunkelfeldmikroskops ist nicht ganz leicht zu verstehen. Vereinfacht läßt sich die Darstellungsweise mit folgendem Experiment erklären: Schaltet man in einem völlig abgedunkelten Raum einen Diaprojektor ein, so erkennt man in dem Lichtstrahl feine Staubpartikel, die beim Einschalten der Raumbeleuchtung nicht mehr sichtbar sind. Genauso verhält es sich mit den nur im Dunkelfeld erkennbaren Mikroorganismen, die bisher weder von der herkömmlichen Biologie noch von der Schulmedizin beachtet oder zur Diagnosefindung eingesetzt wurden. Nach der bis heute an den Universitäten gelehrten Heilkunde der Zellularpathologie, die auf Prof. Dr. Virchow zurückgeht, ist „das rote Blut steril". Es ist ohne Mikroorganismen – fast könnte man sagen: „ohne Leben". Und Leben, das sich von einer Minute zur nächsten verändern kann, läßt sich schlecht standardisieren, das heißt, man kann es nicht in ein starres Schema einbinden. Aus diesem Grund wird das Blutbild mikroskopisch im Hellfeld untersucht.

Aus den Veränderungen im Serum und in den festen Bestandteilen des Blutes wird dann die entsprechende Therapie abgeleitet. Die Möglichkeiten der Diagnosefindung auf der Basis der Dunkelfeldmikroskopie werden dagegen nicht genutzt, obwohl mit dieser Methode auch prophylaktisch, das heißt, vorbeugend behandelt werden kann.Viele schwere Erkrankungen könnten bereits im Vorfeld oder im Anfangsstadium erkannt und behandelt werden! Im Interesse des Patienten sollte sowohl das Hell- als auch das Dunkelfeldverfahren zur Befunderhebung eingesetzt werden. Es ist häufig vorgekommen, daß Patienten mit schweren Krankheitserscheinungen in unsere Praxis kamen, die bei herkömmlichen Blutuntersuchungen völlig normale Werte aufwiesen. Ein Blick ins Dunkelfeldmikroskop hätte jedoch genügt, um festzustellen, daß der Hilfesuchende in der Tat eine schwere akute Erkrankung hatte.

Wenn es sich jedoch um ein chronisches Geschehen handelt, so kann die erste Beobachtung im Blutdunkelfeld wie im Hellfeld ebenfalls zu keinem Ergebnis führen. In diesem Fall haben sich die Erreger in verschiedenen Körperzellen oder -organen festgesetzt und müssen durch eine entsprechende Reiztherapie erst zum Vorschein gebracht werden. Auch hier gilt wieder die Tatsache, daß die Summationsdiagnostik die brauchbarsten Ergebnisse liefert.

Die Blutuntersuchung im Dunkelfeld ist auf alle Fälle ein unverzichtbarer Bestandteil der Enderlein-Therapie. Dies um so mehr, als mit Hilfe dieser Methode sowohl die Diagnose ermittelt als auch eine Kontrolle der Therapie durchgeführt werden kann. Es ist nicht möglich, eine chronische Erkrankung nach festem Therapieplan und festgelegten Behandlungsschritten auszuheilen. Durch die Wirkung der Medikamente findet ein ständiger Umwandlungsprozeß der lebenden Blutbestandteile statt, der nur im Dunkelfeldmikroskop vergleichend beobachtet werden kann. Der entsprechend geschulte Therapeut kann daraus seine Schlüsse ziehen und, falls erforderlich, die Behandlung variieren. An diesem Punkt wird aus der medizinischen Wissenschaft wieder die alte

Heilkunst, die ganz und gar auf den leidenden Menschen ausgerichtet war. Das erfordert mehr denn je Fingerspitzengefühl und Einfühlungsvermögen des Behandlers in das individuelle Krankheitsgeschehen.

4. Die Enderlein- und Sanum-Medikamente

Den Forschungsergebnissen von Professor Enderlein ist es zu verdanken, daß wir heute über Medikamente verfügen, die bei gezieltem Einsatz durch einen erfahrenen Behandler hochwirksam und völlig ohne Nebenwirkungen sind. So entwickelte Enderlein aus dem Mucor racemosus niedere, mit unserem Körper in Symbiose lebende Wuchsformen, das heißt Bioregulatoren, die er als Heilmittel einsetzte. Auf diesem genialen Grundprinzip bauen sämtliche Enderlein-Mittel auf. Die in den Präparaten enthaltenen niederen Ent- wicklungsformen der jeweiligen Zykloden verbinden sich mit den höherentwickelten Erregern und bauen diese ab. Die Krankheitserreger werden also mit bestimmten niederen Wuchsformen desselben Parasiten bekämpft.

In Kombination mit anderen geeigneten therapeutischen Maßnahmen und einer gesunden Lebensweise kann so eine grundlegende Umstimmung des Organismus, das heißt, eine Stabilisierung des aus dem Gleichgewicht geratenen Milieus erreicht werden. Natürlich ist auch das soziale Umfeld des Kranken für seine Genesung mit entscheidend.

Die Enderlein-Präparate werden heute von der Firma Sanum-Kehlbeck hergestellt und weiterentwickelt. Dazu gehören, um nur einige zu nennen, Mucokehl, Nigersan, Notakehl und Pefrakehl.

Mucokehl eignet sich besonders für die Behandlung von Thrombosen, Schlaganfällen, Hörsturz sowie von Wunden. So wurde bei Behandlungen von Patienten beobachtet, daß einige Tropfen Mucokehl – sofort nach einer Verletzung auf die Wunde geträufelt – einen schnellen Wundverschluß bewirken und keinerlei oder nur geringfügige Narben bleiben. Außerdem besteht so keine Infektionsgefahr. Soll ein Zahn gezogen werden, beschleunigen nach meiner Beobachtung wenige Tropfen Mucokehl, sofort nach der Extraktion aufgetragen, die Heilung. Dasselbe gilt für Brandwunden, sofern man sofort einige Minuten lang kaltes Wasser über die verletzte Körperstelle fließen läßt und anschließend Mucokehl D 5 auf die Wunde träufelt. Auf diese Weise können Brandblasen vermieden werden.

Nach den Erfahrungen aus meiner Praxis gehört Mucokehl in die Hausapotheke.

Nichts wäre folgerichtiger, als dieses Arzneimittel auch in der Chirurgie einzusetzen. Ich rate daher meinen Patienten, die sich einer Operation unterziehen müssen, zwei oder drei Tage vor dem Eingriff zu einer Injektion, die unter anderem auch Mucokehl enthält. Die damit behandelten Patienten genesen sehr schnell und leiden, soweit beobachtet werden konnte, niemals unter einer infizierten Operationswunde.

Nigersan wurde aus Mycelien des Pilzes Aspergillus niger entwickelt. Das Präparat wird in meiner Praxis insbesondere bei den verschiedenen Arten der Pseudotuberkulose, bei Erkrankungen der Schilddrüse sowie bei Krebserkrankungen eingesetzt.

Aus dem Pilz Penicillium notatum züchtete Enderlein ebenfalls niedere Formen und entwickelte daraus ein Arzneimittel, das nun unter dem Namen Notakehl auf dem Markt ist. Dieses Medikament hat bis heute, im Gegensatz zu den Antibiotika, nichts von seiner Wirkung auf die verschiedensten Arten der eitererregenden Bakterien verloren. Es wirkt auch bei den sogenannten Anaerobiern – das sind Bakterien, die unter Sauerstoffabschluß gedeihen. In Verbindung mit Pefrakehl, das niedere Formen des Pilzes Candida parapsilosis enthält, können auch über längere Zeit eiternde Wunden geheilt werden.

Weitere aus der Penicillium-Gruppe erwähnenswerte Arzneimittel sind Fortakehl (Penicillium roqueforti) und Quentakehl (Penicillium frequentans). Penicillium roqueforti, bekannt als Blauschimmelpilz in dem berühmten Roquefort-Käse, wird vornehmlich zur Sanierung des Magen-Darm-Trakts eingesetzt. Nach neueren Erkenntnissen scheint er in Mischung mit anderen Pilzgruppierungen unter anderem auch eine Heilwirkung bei Scheidenpilzerkrankungen zu besitzen. Der Pilz Penicillium frequentans hat eine Beziehung zu den verschiedensten Viren aus der Gruppe der Grippeerreger. Ich setze ihn gern bei echten Grippeerkrankungen in Verbin- dung mit anderen homöopathischen Arzneimitteln ein. Das Interessante ist, daß diese Mischung in der kurzen Frist von nur achtundvierzig Stunden hilft, sofern der Patient von chronischen Erkrankungen frei ist. Dies zeigt, daß chronische Belastungen vorher auszuschalten sind, wenn das gewählte Arzneimittel schnell den gewünschten Erfolg bringen soll.

Hochwirksam sind auch die Bakterienpräparate Utilin, Utilin S, Latensin und Recarcin. Es handelt sich dabei um unspezifische Reizmittel oder Immunstimulanzien, die besonders bei chronischen Krankheiten erfolgreich eingesetzt werden können. Diese Mittel üben eine große Reizwirkung auf blockierte Erreger aus und veranlassen diese dazu, aus einer blockierten in eine freie Form überzugehen. Diesen Vorgang bezeichnet Enderlein als Mochlolyse. Utilin wird aus verschiedenen Stämmen des Bacillus subtilis gewonnen, Latensin aus dem Bacillus cereus, Recarcin aus dem Bacillus firmus und Utilin S aus dem Mycobacterium phlei. Kombiniert man die Sanum-Präparate mit anderen Mitteln aus der Naturheilkunde, etwa mit homöopathischen Medikamenten, lassen sich gute Erfolge erzielen. In den nachfolgenden Kapiteln werde ich mögliche Kombinationen anhand von Fallbeispielen aus meiner Praxis schildern.

Interessant sind auch die verblüffend schnellen Erfolge, die man bei Kindern mit Hilfe von Enderlein- und Bakterienpräparaten erzielen kann. Dies ist unter anderem wohl darauf zurückzuführen, daß hier in der Regel noch keine chronischen Krankheitsformen vorliegen. Wurden die Kinder allerdings vorher mit Antibiotika oder Cortison behandelt, benötigt die Therapie entsprechend längere Zeit, in der Regel jedoch nicht mehr als sechs bis acht Wochen.

Da die Entwicklungsgesetze der Zykloden im übrigen nicht nur für den Menschen, sondern für sämtliche Wirbeltiere gelten, kann man die Enderlein- und Bakterienpräparate auch sehr erfolgreich in der Tierheilkunde einsetzen.

TEIL B

FALLBEISPIELE

III. Erkrankungen der Mucor racemosus-Zyklode

1. Gefäßerkrankungen

Die Entstehung einer Thrombose

Zu den Erkrankungen der Mucor-Zyklode zählt die Thrombose (Bildung von Blutgerinnseln), die durch eine Vernetzung der roten Blutkörperchen (Erythrozyten) entsteht. Dieser Prozeß kann im Dunkelfeldmikroskop beobachtet werden: Am Rande eines Erythrozyten siedelt sich ein kleines Körnchen, der Symprotit, an. Aus diesem Symprotiten entwickelt sich ein dicker Faden, das Filit, an dessen Ende wiederum ein Körnchen entsteht. Daraus schießen mehrere Fäden heraus, die schließlich ein ganzes Netz bilden. Diese sogenannte Filit-Bildung ist häufig bei Durchblutungsstörungen zu beobachten. Wenn sich dieses Netz nun mit anderen roten Blutkörperchen verbindet, haben wir es mit einer Thrombose zu tun.

Wie kann dies so schnell geschehen? Hier ist, sagt Enderlein, der sogenannte Endobiont (siehe S. 22) am Werk. Die Mikrobe konnte sich aufgrund einer Veränderung des körpereigenen Milieus, durch Umwelteinflüsse, durch eine Verschiebung des Säure-Basen-Gleichgewichts oder durch anatomische Verletzung in höhere, pathogene Wuchsformen entwickeln. Eine solche anatomische Verletzung oder Läsion liegt zum Beispiel bei jeder Krampfader vor. Bei dieser Störung lassen sich Thromben häufig in Form von Knötchen abtasten.

Krampfadern können aus folgendem Grund nicht geheilt werden: Das Blut wird bekanntlich vom Herzen aus durch die Arterien in jeden Teil unseres Körpers gepumpt. Von dort kehrt es durch die Venen – ausgenommen im Lungenkreislauf – wieder zum Herzen zurück. Da wir aber als einziges Lebewesen einen aufrechten Gang haben, reicht die Pumpkraft unseres Herzens nur unter idealen Bedingungen dazu aus, das Blut wieder zurückzubefördern. Die Natur hat sich insofern beholfen, als daß sie in die Beinvenen Klappen (Rückschlagventile) eingebaut hat. Das funktioniert problemlos, solange das Bindegewebe genügend Festigkeit besitzt. Liegt eine Bindegewebsschwäche vor, dehnen sich die Venen aus, die Klappen werden undicht, und das Blut staut sich in den betroffenen Abschnitten. So entstehen Krampfadern (Abb. 9).

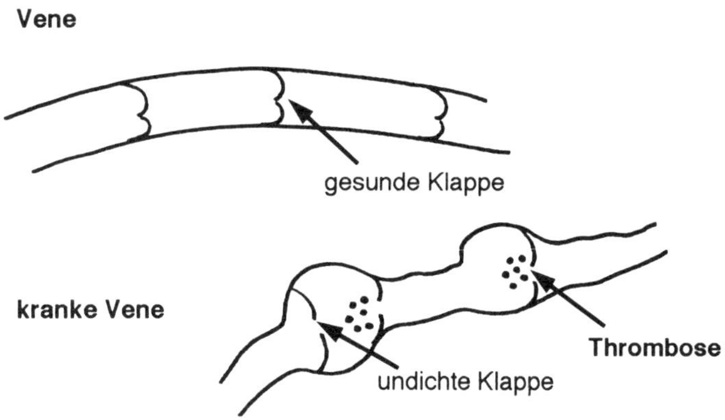

Abb. 9: Gesunde Vene und kranke Vene (Krampfader)

Was ist hier zu tun? Der Arzt rät vielleicht zu Gummistrümpfen, die auch zunächst nützlich sein mögen, aber im Endeffekt das Gewebe weiter schwächen, da es zu wenig beansprucht wird. Eine weitere Möglichkeit ist die Verödung oder Operation. Hierbei ist

Vorsicht angesagt. Die Krampfader scheint zunächst verschwunden; in vielen Fällen aber tritt sie nach einiger Zeit wieder auf, da sich das zurückfließende Blut einen anderen Weg sucht. Weil aber die ursächliche Bindegewebsschwäche nicht beseitigt ist, wird auch die noch gesunde Vene krank, die Klappen werden undicht.

Wenn man sich trotzdem zu einer Operation entschließt, sollte man sich zusätzlich unbedingt einer biologischen Behandlung mit Enderlein-Präparaten unterziehen, die in vielen Fällen einen Rückfall verhindern können. Von ästhetischen Kriterien einmal abgesehen, erzeugen Krampfadern auch Schmerzen. Diese kann man vermeiden, und selbst die häßlichen Krampfadergeschwüre, die sogenannten offenen Beine (Ulcus cruris), lassen sich, wenn auch mit viel Geduld, wieder schließen. Dabei spielt das aus den Mycelien des Pilzes Mucor racemosus gewonnene Arzneimittel Mucokehl eine ganz entscheidende Rolle.

Venenerkrankungen

Im August 1980 kam eine Patientin ganz aufgelöst in meine Praxis. Ich kannte sie bereits: Eine monatelang andauernde Ischialgie, die jeder orthopädischen Behandlung trotzte, hatte ich bei ihr schon mit Erfolg behandeln können. Sie klagte mir ihr Leid: Ihr Arzt habe ihr eröffnet, sie müsse im Krankenhaus völlig ruhiggestellt werden. Ihre Schmerzen im linken Oberschenkel rührten von einer taubeneigroßen Thrombose her, die sich dort festgesetzt habe. Ich redete ihr zu, es wäre wirklich am besten, wenn sie ins Krankenhaus ginge, da ich mit der Beseitigung von so großen Blutgerinnseln keine Erfahrung hatte. Doch sie beschwor mich geradezu, sie zu behandeln – ich wüßte doch bestimmt einen Weg.

So unrecht hatte sie damit nicht. Einen Weg wußte ich – zumindest theoretisch. Über praktische Erfahrungen verfügte ich bis dahin noch nicht. Entsprechend groß erschien mir das Risiko. Die Patientin blieb hartnäckig, sie werde die volle Verantwortung übernehmen und mir dies auch schriftlich bestätigen. So gab ich schließlich nach.

Zunächst injizierte ich Mucokehl D 6 seitlich des Thrombus. Die Patientin gab jedoch lediglich an, daß sie eine gewisse Erleichterung verspüre. Ich wiederholte die Injektion noch zweimal in wöchentlichem Abstand. Wiederum trat keine nennenswerte Veränderung ein. Da entschloß ich mich, auf der Grundlage der Erkenntnisse Enderleins das Arzneimittel direkt in den Thrombus zu injizieren. Drei Tage danach begann das Blutgerinnsel zu eitern und löste sich innerhalb von vier Wochen vollständig auf. Es blieb nicht einmal eine Narbe zurück. Durch andere Patienten weiß ich, daß die Frau bis heute keinen Rückfall erlitten hat.

Was war im Blut der Patientin nach der verabreichten Spritze vorgegangen? Die injizierten niederen, apathogenen Formen des Pilzes Mucor racemosus vereinigten sich mit den im Thrombus zusammengeballten höheren krankhaften Formen und verwandelten diese wieder in niedere apathogene zurück. Die dabei entstandenen Zellabfallstoffe wurden von den weißen Blutkörperchen in Eiter verwandelt und, da das Geschehen an der Oberfläche des Körpers stattfand, auch in Form von Eiter ausgeschieden. Jetzt war der Organismus wieder selbst dazu imstande, sich zu helfen, was ihm vorher, während der Blockade durch die Krankheitserreger, nicht möglich war.

Eine solche Blockade oder Mochlose liegt bei sämtlichen chronischen Erkrankungen vor, die von einer viralen oder bakteriellen Ursache ausgehen. Auch die Thrombose ist im Sinne Enderleins eine Mochlose; sie ist in der Mehrzahl der Fälle für den Herzinfarkt, den Schlaganfall und für den Hörsturz verantwortlich.

Nicht immer verläuft die Auflösung einer Thrombose so problemlos wie in dem oben beschriebenen Fall. Vor einer Selbstbehandlung sei in jedem Fall dringend gewarnt. Diese Krankheiten gehören immer in die Hand eines in der Enderlein-Therapie erfahrenen Arztes oder Heilpraktikers.

Ein weiterer Fall aus meiner Praxis betrifft einen Patienten mit einer Tiefenvenenthrombose im linken Bein, die 1976 zum erstenmal auftrat und von Zeit zu Zeit immer wieder Beschwerden verursachte. 1982 löste sich ein Blutgerinnsel von der Thrombose ab und führte zu einer Lungenembolie. In diesem lebensbedrohlichen Zustand brachte man den Patienten sofort ins Krankenhaus und setzte ihn unter ein Medikament, das die Blutgerinnung verhindert und den Kranken somit zum künstlichen Bluter macht.

Mein Patient wurde nach sechs Wochen aus dem Krankenhaus entlassen. Er stand noch unter dem Einfluß des Medikamentes, als er im März 1983 zu mir kam. Er war sehr deprimiert und litt darunter, daß er seinen früheren Aktivitäten nicht mehr nachgehen konnte. Ich schlug ihm vor, das Medikament unverzüglich abzusetzen und es statt dessen mit dem Enderlein-Präparat Mucokehl zu versuchen. Ich hatte dies zwar vorher schon einige Male mit Erfolg praktiziert, doch verständlicherweise hatte der Patient Bedenken. Schließlich einigten wir uns auf einen Kompromiß: Das gerinnungshemmende Medikament wurde nach und nach durch Mucokehl ersetzt. Im Mai 1983 war der Patient ganz ohne das Medikament völlig beschwerdefrei. Er war wie verwandelt und konnte seine alte Tätigkeit wieder aufnehmen. Vorsorglich ließ er sich in einem Abstand von mehreren Wochen immer wieder sein Blut im Dunkelfeld untersuchen.

Im August 1988 trat plötzlich an der alten Stelle, wo die Tiefenvenenthrombose gesessen hatte, ein entzündlicher Prozeß in Form einer Thrombophlebitis* auf. Wie bereits erwähnt, ist eine Krampfader nicht völlig auszuheilen, da die Bindegewebsschwäche als Ursache nie ganz beseitigt werden kann. Bei meinem Patienten waren nun Erreger von außen in den Körper gelangt und hatten zu

---

* Entzündung eines venösen Gebietes infolge eines Blutgerinnsels (Thrombus)

einer Infektion an der alten Schwachstelle geführt, so daß er unter starken Schmerzen litt. Seine Beschwerden klangen nach einigen Wochen Behandlung vor allem mit Mucokehl wieder ab, und seit Dezember 1988 ist er völlig beschwerdefrei.

Arterielle Durchblutungsstörungen

Zu den Beschwerden, die durch eine Verengung der Herzkranzgefäße infolge einer Arteriosklerose hervorgerufen werden können, zählt vornehmlich die Angina pectoris oder Herzenge, die besonders im Alter auftritt und weit verbreitet ist. Diese Art der Herzerkrankung kann qualvolle Beschwerden verursachen, besonders in Form von bohrenden Herzschmerzen hinter dem Brustbein und als Atemnot. Außerdem leben diese Patienten ständig in Furcht vor einem drohenden Herzinfarkt. Forscht man in der jeweiligen Familiengeschichte nach, stellt sich fast immer heraus, daß bereits etliche Vorfahren an dieser Krankheit litten und meist früh daran gestorben waren.

Einer meiner Patienten erzählt mir immer wieder ganz stolz, er habe bis jetzt das höchste Alter in seiner Familie erreicht. Er ist gerade sechzig Jahre alt. Seine Mutter war mit siebenundvierzig, sein Vater mit achtundfünfzig Jahren an einem Herzinfarkt gestorben. Als sich vor vier Jahren Gehbeschwerden bei ihm einstellten, suchte er mich unverzüglich auf. Er sagte mir, es solle ihm nicht wie seinen Eltern ergehen. Vor allem klagte er über starke Schmerzen im Bein, die ihn dazu zwangen, alle zwei- bis dreihundert Meter stehenzubleiben. Außerdem verspürte er auch schon die ersten Herzschmerzen.

Im Grunde genommen sind diese Gehbeschwerden mit dem medizinischen Terminus Claudicatio intermittens („Schaufensterkrankheit“) und die Angina pectoris miteinander verwandt. In beiden Fällen sind die Gefäße verengt und behindern dadurch den Blutfluß, der für die Ernährung und den Stoffwechsel des betreffenden Organs oder Körperteils unabdingbar ist. Bei der Claudicatio sind die Hauptarterien der Beine durch Ablagerungen verengt, bei der Angina pectoris sind es die Herzkranzgefäße. Da die Organe nicht mehr ausreichend ernährt werden, schlägt der Organismus Alarm und meldet sich durch Schmerzen.

Doch wodurch kommen solche Ablagerungen zustande? Die Schulmedizin macht das Cholesterin gern für sehr vieles verantwortlich. Es heißt, wenn der Cholesteringehalt über 200 mg/dl Blut beträgt, sei der Betreffende infarktgefährdet. Aber warum gibt es Menschen, die mit vierhundert Einheiten im Blut überhaupt nicht infarktgefährdet sind?

Forscht man nach den Ursachen und zieht die Grundlagenforschungen Enderleins zu Rate, kommt man zu demselben Ergebnis, wie wir es schon bei der Bildung der Venenthrombose gesehen haben. Bei der Aufwärtsentwicklung des Protiten entstehen im Blut höhere Formen der Mucor-Zyklode, die sich vermehren und die roten Blutkörperchen miteinander vernetzen – so entsteht die Thrombose.

Inzwischen hat der Schweizer Wissenschaftler Bruno Häfeli, dessen Forschungsarbeiten mit denen Enderleins eng verknüpft sind, herausgefunden, daß als Folge der Thrombosebildung Öle entstehen, die sich an den Aderwänden absetzen und dort langsam Mikrothromben (nur mikroskopisch erkennbare Blutgerinnsel) in das Zellgewebe der Blutgefäße einbinden. Ist dieser Prozeß erst einmal ausgelöst, kann man therapeutisch nicht mehr viel ausrichten, jedoch verhindern, daß der Krankheitsprozeß weiter fortschreitet. Der Patient muß also mit Beschwerden weiterleben, die – so gut es geht – gelindert werden.

Im Falle meines oben erwähnten Patienten haben sich die Gehbeschwerden auf dem erreichten Stand gehalten. Die Herzschmerzen sind verschwunden. Es ist also dringend erforderlich, bei den ersten Anzeichen für eine solche Erkrankung einen Arzt oder Heilpraktiker aufzusuchen, der sich mit dieser Behandlungsweise auskennt. Er kann mit Spezialinjektionen des Enderleinschen Arzneimittels aus dem Pilz Mucor racemosus helfen und diesen Prozeß aufhalten.

Am 9. August 1989 kam eine achtundfünfzigjährige Frau in meine Praxis und klagte über Schwindel und Ziehen im rechten Bein, aber nur in Ruhestellung. Außerdem habe sie alle vier Wochen Beschwerden im Lendenwirbelbereich. Da ihre Erklärungen das Krankheitsbild nur ungenügend beschrieben, bat ich sie um eine präzisere Wiederholung ihres Berichtes. Doch auch ihre erneute Schilderung ergab keine besonderen Hinweise.

Das im Dunkelfeldmikroskop untersuchte Blut zeigte außergewöhnlich viele weiße Kristalle – ein Hinweis auf eine Nierenbelastung. Ferner war eine mittelstarke Bildung von Aspergillus-Symplasten (Zusammenballung von Bakterien, Bakterientrümmern, verschiedenen Wuchsformen der Zykloden und Abfallstoffen) zu beobachten, die sich mit den Nierenkristallen vermengten, was diagnostisch mit einer pseudo-tuberkulären chronischen Infektion im Nierenbereich erklärt werden kann. Die Bildung von Mikrothromben war mäßig stark. Es lagen auch Durchblutungsstörungen vor.

Der Verlauf von vier Behandlungen bis zum 21. September 1989 mit Injektionen von niederen Wuchsformen des Pilzes Mucor racemosus und des Aspergillus niger brachte keine Besserung. Ich bat meine Patientin zum wiederholten Male mit Nachdruck, mir ihre Beschwerden so genau wie möglich zu schildern; denn ich rechnete schon mit einer gewissen Wortkargheit in der Darstellung eigener Probleme bei jenem Menschentypus, der es, aus einfachen Verhältnissen stammend, zu einem bescheidenen Wohlstand gebracht hatte. Ganz besonders litt sie darunter als Frau, die befürchtete, Krankheit mindere ihr Ansehen in der Familie, da sie aufgrund ihrer Beschwerden nicht mehr voll für die Familie tätig sein könne.

Nach und nach, wenn auch zögernd, erhielt ich nun ein exakteres Beschwerdebild. In der Nacht habe sie rasende Schmerzen im rechten Oberschenkel, die sie nicht schlafen ließen. Wenn sie am Tage ihre Tätigkeit als Hausfrau aufnehme, verschwänden die Schmerzen. Gehe sie aber länger als eine halbe Stunde einkaufen oder spazieren, träten diese Schmerzen wieder sehr stark auf. Sie habe dies schon mindestens einem Dutzend Ärzten erzählt, die sie aber offenbar nicht ernstgenommen hätten.

Nach einigen Überlegungen kam ich zu dem Ergebnis, es könne sich nur um eine beginnende Schließung der rechten Oberschenkelarterie (Arteria femoralis) handeln: Die nächtlichen Beschwerden resultieren aus der verminderten Pumpkraft des Herzens in Ruhestellung. Das Bein wird nicht ausreichend durchblutet. Als Folge davon erhält der Muskel nicht genügend Sauerstoff und reagiert mit Schmerzen. Nach Aufhebung der Ruhestellung, also bei der Hausarbeit, ist das Herz in der Lage, genügend Blut durch die Engstelle in der Oberschenkelarterie zu pressen. Der Muskel wird ausreichend mit Sauerstoff versorgt, die Schmerzen verschwinden. Wird der Muskel aber mehr beansprucht, also in diesem Falle durch ausgedehntes Gehen, so hat er einen erhöhten Sauerstoffbedarf, den das Herz nicht mehr befriedigen kann. Dann kommt es erneut zu Schmerzattacken.

Alles deutete nun auf die folgende Diagnose hin: beginnender Verschluß der Oberschenkelarterie durch Mikrothromben und zusätzlicher Stau infolge intensiver Bildung von kristallinen Aspergillus-Symplasten.

Glücklicherweise war anzunehmen, daß sich der Prozeß noch im Anfangsstadium befand und eine völlige Ausheilung zu erhoffen war. Ich setzte meiner Patientin am 5. Oktober 1989 eine Injektion mit 1 ml Mucokehl in die Oberschenkelarterie. Bei der nächsten Konsultation am 12. Oktober 1989 erklärte sie mir, daß sie völlig beschwerdefrei sei und nur noch schwache Schmerzen im Kniegelenk habe. Vorsichtshalber setzte ich ihr am selben Tag und eine

Woche später noch zwei Injektionen und behandelte anschließend ihre Arthrose im rechten Kniegelenk, die ihr seit Dezember 1989 keine Beschwerden mehr bereitet.

Es läßt sich nicht eindringlich genug betonen, wie unerläßlich eine gründliche Anamnese und ein eingehendes Gespräch für eine exakte Diagnose sind. Keine Maschine kann dem behandelnden Arzt oder Heilpraktiker diese Arbeit abnehmen. Zudem bedarf es der Kombinatorik und auch der Intuition des Behandlers, das Zusammenspiel der einzelnen Organe richtig einzuschätzen. Die Gesamtschau wird immer die Teilbetrachtung leiten müssen. Kommt man mit dieser aber nicht weiter, sollte stets ein Spezialist hinzugezogen werden.

Hämorrhoiden

Eine weit verbreitete, in vielen Fällen überaus quälende Erkrankung der Blutgefäße sind die Hämorrhoiden. Es handelt sich dabei um eine Erweiterung und Ausbuchtung des Aderngeflechts am Schließmuskel des Afters. Man unterscheidet innere und äußere Hämorrhoiden, wobei die letzteren besser für eine Behandlung zugänglich sind.

Hämorrhoiden lassen sich, wie Krampfadern, nie vollständig ausheilen. Selbst im Falle einer Operation bilden sie sich oft nach einiger Zeit wieder und plagen den Patienten erneut. Also wird versucht, die Beschwerden in erträglichen Grenzen zu halten, was auch meistens mit den im Handel erhältlichen, rezeptfreien Salben gelingt. Hier sollte man sich lediglich vor cortisonhaltigen Medikamenten hüten, die zwar eine schnelle Linderung bewirken, aber auf längere Sicht nicht frei von Nebenwirkungen sind. Falls die üblichen Mittel nicht anschlagen, versuche man es zunächst mit der Salbe Mucokehl D 3, die in vielen Fällen zu einer Besserung führen kann. Reicht dies nicht aus, ist es unerläßlich, einen Arzt oder Heilpraktiker zu konsultieren. Injektionen mit 1/2 ml Mucokehl D 5, direkt in die Hämorrhoide injiziert, bringen rasche Besserung. Bereits einige Minuten nach der Injektion zieht sich die Hämorrhoide zusammen, ein warmes Gefühl im Bereich des Unterleibs wird spürbar, und der Schmerz verschwindet.

Natürlich fürchten sich viele Patienten vor einer derartigen Injektion. Diese Furcht ist jedoch unbegründet, da der Einstich durch eine harmlose Lokalanästhesie kaum spürbar ist. Zeigt sich daraufhin allerdings kein Erfolg, ist mit größter Wahrscheinlichkeit ein Darmvorfall am Krankheitsgeschehen beteiligt, der nur operativ entfernt werden kann.

Auch der erste Patient, den ich mit einer Injektion Mucokehl D 5 behandelte, hatte Angst und schob die Behandlung immer wieder hinaus. Eines Sonntags suchte er mich auf. Er saß zusammengesunken neben seiner Frau im Wagen, sie hatte ihn gefahren. Als sie ihm die Wagentür öffnete, ließ er sich aus dem Auto herausfallen und kroch auf allen Vieren zu meiner Haustür. Die gefürchtete, aber jetzt erbetene Injektion bewirkte eine sofortige (!) Besserung: Der Patient verließ meine Praxis im aufrechten Gang. Er ist bis heute – zehn Jahre nach dieser Behandlung – beschwerdefrei geblieben.

Der Schlaganfall

Beim Schlaganfall muß unterschieden werden zwischen einem sogenannten Hirninfarkt, der durch die Verstopfung einer Ader im Gehirn durch ein Blutgerinnsel verursacht wird, und einer Massenblutung, die infolge eines Aderrisses im Gehirn auftritt. Diese ruft einen Bluterguß hervor und komprimiert das umliegende Hirngewebe. Im letzteren Fall ist auch die Enderlein-Therapie machtlos. Glücklicherweise ist dieses Krankheitsbild jedoch relativ selten.

In der Mehrzahl handelt es sich wirklich um Hirninfarkte: Ein Blutgerinnsel verstopft eine Ader und unterbricht die Versorgung einer kleinen Gehirnregion. Als Folge davon treten Teillähmungen auf, die sich meist auf eine Körperseite beschränken. Diese Form des Schlaganfalls ist mit Enderlein-Mitteln erfolgreich zu therapieren, und die Behandlung verdient weiteste Anerkennung, zumal sie ohne größere Schwierigkeiten durchzuführen ist. Wichtigstes Gebot ist, mit der Behandlung möglichst schnell einzusetzen, damit eine Schädigung der betreffenden Gehirnteile soweit wie möglich eingeschränkt wird.

Bestimmt wird diese Therapie vornehmlich durch das Medikament Mucokehl, das durch Angifin hervorragend unterstützt wird. Während Mucokehl das Blutgerinnsel auflöst, erweitert Angifin, das aus Pflanzen hergestellt wird, die Gefäße. Auf diese Weise kann das Blut wieder besser fließen. Ein rasches Einsetzen der Behandlung ist entscheidend für den Erfolg, der sich vielfach bereits schon nach einer Behandlungsdauer von nur einer Woche einstellt, so daß bei dem Kranken nur noch eine vorübergehende schwache Restlähmung bestehen bleibt und er schon bald wieder seinen gewohnten Tätigkeiten nachgehen kann.

Wichtig ist auch, w i e die Medikamente eingesetzt werden. Ich gehe hier folgendermaßen vor: Ich suche den Akupunkturpunkt G1, der ziemlich leicht zu ertasten ist, da er unmittelbar am Orbitalrand (Abb. 10) liegt. Hier injiziere ich 1 ml Mucokehl, am besten in der D 6-Potenz. Ist man vertrauter mit den Medikamenten,

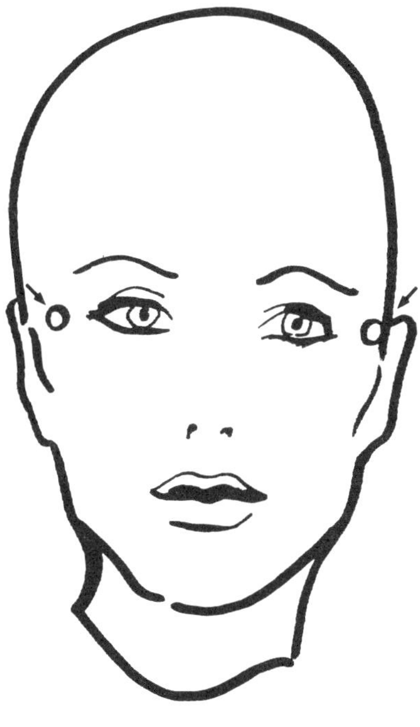

Abb. 10: Der Akkupunkturpunkt G 1 am Orbitalrand

kann man auch D 5 nehmen, je nach der Konstitution des Patienten. Unmittelbar darauf injiziere ich Angifin intravenös. Das wiederhole ich täglich, bis die Besserung so nachhaltig eingetreten ist, daß ich die Injektionsintervalle verlängern kann. Am besten führt man diese Behandlung unter ständiger mikroskopischer Kontrolle des Blutes im Dunkelfeld durch.

Diese Methodik in meiner Behandlungsweise habe ich nicht systematisch, sondern eher intuitiv aus der Situation heraus entwickelt. Ein etwa fünfzigjähriger Patient konsultierte mich 1984 wegen Krampfaderschmerzen. Plötzlich, während der Konsultation, konnte er nicht mehr reden, seinen rechten Arm nicht mehr heben und sein rechtes Bein nicht mehr bewegen. Er hatte also in meiner Praxis einen Schlaganfall erlitten. Ich entwickelte, unter akutem Zeitdruck stehend, die oben beschriebene Behandlungsmethode. Da ich meine Patienten gewöhnlich im voraus über meine Therapieabsichten unterrichte, notierte ich dem Kranken auf einem Blatt Papier zwei Fragen: „Möchten Sie, daß ich Sie sofort in ein Krankenhaus bringen lasse, oder soll ich Ihre Behandlung übernehmen?“ Der Patient deutete auf die zweite Möglichkeit. Nach Verabreichung der oben genannten Injektionen rief ich sofort seine Frau an, damit sie ihren Mann abhole. Sie brachte ihn mir jeden Tag in die Sprechstunde. Sein Zustand besserte sich von Behandlung zu Behandlung zusehends. Nach einer Woche war nur noch eine kleine Restlähmung in seiner rechten Hand zurückgeblieben. Die Sprachfähigkeit war vollends wiederhergestellt, und der Patient konnte mich wieder aus eigener Kraft in der Sprechstunde besuchen.

Seitdem sind schon etliche, ähnlich gelagerte Fälle in unserer Praxis behandelt worden, immer wieder mit gleichem Erfolg. Es wäre nur zu wünschen, daß der Erfolg, der dieser Behandlungsmethode nachweisbar recht gibt, einem breiteren Patientenkreis zugute käme.

Auch die spätere Behandlung von Schlaganfällen kann vielfach noch zu Teilerfolgen führen. Die Behandlung ist jedoch mühsam und entsprechend langwierig, und eine völlige Wiederherstellung gelingt selten.

Der schleichende Gefäßverschluß

Am 3. Februar 1987 erschien in meiner Praxis ein Hüne von Mann, der seinem ganzen Habitus nach wie ein Berufsboxer wirkte. Im Gegensatz zu seiner äußeren Erscheinung wirkte sein Gang jedoch sehr unsicher. Er zog das linke Bein nach, und er sprach merkwürdig abgehackt und unkonzentriert. Nachdem ich ein längeres Gespräch mit ihm geführt hatte, stellte sich heraus, daß Herr H. in der Fremdenlegion gedient hatte und nach mehreren Raufereien den Dienst quittieren mußte. Er wohnte nun in einem Ort im Taunus und würde sich am liebsten mit seinen Hunden und seinem Kamel beschäftigen, deren Versorgung ihm jedoch zusehends Schwierigkeiten bereitete. Wegen seiner Beschwerden hatte man ihm geraten, sich einer risikoreichen Operation zu unterziehen. Auf meine Nachfrage legte er mir das Ergebnis einer kürzlich durchgeführten Röntgenuntersuchung vor. Von den medizinischen Fachausdrücken befreit, lautete der Befund etwa folgendermaßen:

„Hochgradige Verengung der beiden Halsschlagadern in Höhe der Verzweigung. Rechte innere Kopfarterie um mehr als 80% verengt und dadurch eine verzögerte Füllung der weiterführenden Kopfschlagader mit arteriellem Blut. Die linke innere Kopfschlagader ist etwa in derselben Höhe zu 50% eingeengt. Die äußeren Halsschlagadern sind ohne erkennbare krankhafte Veränderung."

Selbst ein Laie kann ahnen, was solch ein Bericht für den Patienten bedeutet: Schon ein kleines Blutgerinnsel reicht aus, ihn in Lebensgefahr zu bringen.

Nachdem ich diesen Bericht gelesen hatte, fragte ich den Patienten, ob ihm die ganze Tragweite seiner Erkrankung bekannt sei. Ja, er sei sich dessen voll bewußt, erwiderte er, und er lehne auch aus diesem Grunde die vorgeschlagene Operation ab. Er habe von einem Bekannten gehört, daß ich Blutgerinnsel auflösen könne. Ich antwortete ihm, daß dies nur bei Gerinnseln möglich sei, die noch nicht in die Aderwand eingewachsen seien, doch dies könne ich aus dem vorliegenden Befund nicht ersehen. Er bestand jedoch nachdrücklich auf einer Behandlung, da ihm ohnehin keine andere Möglichkeit bleibe.

Wie lautete die Vorgeschichte zu diesem Krankheitsbild? Laut nervenärztlichem Gutachten vom 16. April 1986 litt Herr H. unter stärksten Schmerzen im Lendenwirbelbereich, mit Teillähmungen in beiden Beinen. Seinen damaligen Beruf als Fernfahrer konnte er schon nicht mehr ausüben. Die Beschwerden nahmen derart zu, daß er sich einer Operation im Lendenwirbelbereich unterzog, die ihm jedoch keine wesentliche Besserung brachte. Deshalb erhielt er ab dem 1. Juli 1977, zunächst für vier Jahre, eine Erwerbsunfähigkeitsrente. Als man ihm diese wieder entzog, obwohl sich sein Zustand eher noch verschlechtert hatte, klagte er vor dem Sozialgericht in Frankfurt. Der Gutachter stellte fest, daß der „einfach strukturierte Mann" die Änderung der Verhältnisse (sprich: den Rentenentzug) bei gleichen Befindlichkeitsstörungen nicht einsehen könne. Er räumte zwar objektiv ein, daß bestimmte Nervenausfall-erscheinungen zu Behinderungen im Fuß-Bein-Bereich führten und die Kopfschmerzen auf ein Halswirbelsyndrom zurückzuführen seien. Herr H. sei aber durchaus in der Lage, einfache Tätigkeiten, wie die eines Pförtners oder Kontrolleurs, auszuführen.

Seine Beschwerden verschlimmerten sich weiter. Es kamen Atembeschwerden beim Bücken und Gehen hinzu, Schmerzen im Kreuzbereich schon bei kleinen Handreichungen, die in das linke Bein ausstrahlten. Die Ferse war, seiner Aussage nach, „taub wie Holz". Seit Ende 1985 traten verstärkt Schwindelzustände und

Kopfschmerzen mit Druck hinter den Augen auf. Vorübergehend verspürte Herr H. auch eine Schwächung im Bereich des linken Beines und Armes. Als er sich im März 1986 erneut in nervenärztliche Behandlung begab, wurde eine akute Hirndurchblutungsstörung festgestellt, die zu einem Zustand wie nach einem kleinen Schlaganfall geführt hatte. Bei einer erneuten Verhandlung vor dem Sozialgericht wurde Herrn H. die Berufsunfähigkeitsrente wieder zugesprochen.

Bei der Untersuchung von Herrn H. in meiner Praxis legte ich besonderen Wert auf die Dunkelfeldbetrachtung des Blutes. Diese ergab eine außerordentlich starke Vernetzung der roten Blutkörperchen, also einen eindeutigen Befall der Erythrozyten mit den pathogenen Formen des Pilzes Mucor racemosus Fresen.

Ich begann die Behandlung mit wöchentlichen Injektionen von Mucokehl D 6 in den Akupunkturpunkt G1 (vgl. Abb. 10). Außerdem injizierte ich intramuskulär 4 ml Sanuvis* und wöchentlich 2 ml Angifin. In den ersten vier Wochen zeigten sich keine Veränderungen im Zustand des Patienten, was durch die mikroskopischen Kontrollen im Dunkelfeld bestätigt wurde. Dann setzte langsam eine Besserung ein, die sich vor allem in einer zunehmenden Beweglichkeit der Beine zeigte.

Die Behandlung wurde etwa drei Monate fortgesetzt. Am 3. Mai 1987 traten Herzbeschwerden auf, die auf eine Angina pectoris zurückzuführen waren, und die Atembeschwerden verstärkten sich. Ich behandelte das Herz mit einer Serie von Mischinjektionen aus Ney Cor**, Mucokehl D 6 und Sanuvis. Nach der fünften Injektion verschwanden die Beschwerden. Auch wenn zwischenzeitlich kleine Rückschläge eintraten, hielt die Besserung an.

Bis Ende 1987 setzte ich die Behandlung einmal wöchentlich fort. Dann machte mir der Patient ein originelles Geschenk: seine

---

* rechtsdrehende Milchsäure, zur Regulierung des Säure-Basen-Gleichgewichtes.

** Herzmittel

orthopädischen Schuhe und sein Stützkorsett. Er brauche diese teuren „Marterwerkzeuge“ nicht mehr, denn er könne wieder einwandfrei laufen.

Von nun an kam er nur noch im Abstand von drei Wochen. Die Blutkontrolle ergab allerdings immer noch kein zufriedenstellendes Bild. Am 30. Juli 1988 kam es schließlich zu einem dramatischen Rückfall: Ein plötzlich auftretender Schlaganfall führte zu einem Totalausfall des Sprach- und Denkvermögens. Ich war gerade verreist und erfuhr telefonisch von dieser Katastrophe. Zum Glück führte ich die Praxis damals schon mit meiner Tochter zusammen. Sie besuchte den Patienten täglich und gab ihm die entsprechenden Injektionen. Der Mann erholte sich zusehends – für außenstehende Beobachter ein Wunder! Bis heute konnte das Sprach- und Denkvermögen zu 90% wiederhergestellt werden. Die Blutkontrolle ergibt seit Ende 1989 ein einwandfreies Ergebnis.

Die Erfahrung mit einem derart ernsten Krankheitsfall lehrt, selbst in schwersten Fällen nicht aufzugeben. Man gewinnt nicht immer – doch solange das physische Ende noch nicht eingetreten ist, bleibt stets ein Funken Hoffnung erhalten.

Noch eine weitere Lehre habe ich aus diesem Fall gezogen: Rückenbeschwerden bedeuten noch lange nicht immer Bandscheibenschäden, wie dies heute meist diagnostiziert wird. Bei der Ernährung der betreffenden Nerven, der Stützmuskulatur und der Sehnen spielt die Durchblutung eine entscheidende Rolle. Im obigen Fall hatten sich zunächst Mikrothromben in den zuführenden Gefäßen der Lendenwirbelsäule eingelagert und die Blutzufuhr behindert. Dadurch fiel die Funktion der Nerven teilweise aus, was zur Blockierung der Steuerungsmechanismen der Beine führte. Ich habe dieselbe Beobachtung inzwischen bei etlichen Patienten gemacht und konnte sie alle in relativ kurzer Zeit erfolgreich behandeln.

2. Die Zuckerkrankheit (Diabetes mellitus)

Zu Beginn meiner Praxis hatte ich mehrfach versucht, die Zuckerkrankheit auszuheilen. Während es bei Alterszucker mehrmals gelang, schlugen sämtliche Versuche fehl, jugendlichen (juvenilen) Diabetes zu beeinflussen. Es war einfach unmöglich, die gestörten oder bereits zerstörten Langerhansschen Inseln in der Bauchspeicheldrüse wieder zu einer normalen Funktion anzuregen. Während der jugendliche Diabetiker infolge eines vollständigen Insulinmangels zeit seines Lebens auf Insulinspritzen angewiesen ist, besteht beim Alterszucker häufig die Möglichkeit, die hierfür typische Insulin-Unterempfindlichkeit mit Hilfe einer geeigneten Diät in den Griff zu bekommen.

Da etliche, an der Zuckerkrankheit leidende Patienten meine Praxis aufsuchten, war ich wenigstens bemüht, die oft verheerenden Folgen, die dieses Übel verursachen kann, zu lindern. Die am meisten verbreiteten Folgen des Diabetes sind Durchblutungsstörungen, meist an Füßen und Beinen. Zu den anfänglichen Symptomen gehört ein intensives Kribbeln in den Füßen und Zehen, die nach und nach blaß werden, da nicht mehr genügend Blut in die Gliedmaßen gelangt. Es beginnt in den Zehen, erfaßt dann die Füße und zuletzt die Beine. In dieser Reihenfolge werden die Gliedmaßen dann schwarz und bilden schließlich Herde lebensgefährlicher Fäulnisinfektionen. Um dies zu vermeiden, werden die betroffenen Gliedmaßen nach und nach amputiert.

Ich überlegte mir, ob es nicht auch in solch schweren Fällen möglich wäre, mit Mucokehl die Durchblutung wieder anzuregen, was keineswegs sicher schien, da der Stoffwechsel im ganzen Körper dabei nachhaltig gestört ist. Ich injizierte beim ersten Versuch Mucokehl intramuskulär. Das Ergebnis war negativ. Danach versuchte ich es mit einer intravenösen Injektion. Der Erfolg war gleichermaßen unbefriedigend. Nun plazierte ich die Injektion direkt zwischen den Zehen, da auf diese Weise die Wirkstoffe mit dem Blutstrom direkt an die kranken Stellen gelangen konnten. Dieser Versuch glückte! Die Durchblutung bei dem betreffenden Patienten stellte sich wieder ein, und die Beine wurden warm. Ich konnte sogar Patienten helfen, die bereits Teile ihres Fußes verloren hatten. Der folgende Fall soll dies belegen:

Die Diagnose einer 1954 geborenen Frau, die am 29. Oktober 1982 zu mir in die Praxis kam, ergab starke Durchblutungsstörungen infolge Diabetes. 1980 waren die Zehen des rechten Fußes amputiert worden. Dieser war zwei Jahre später bei meiner ersten Untersuchung bereits weitgehend schwarz und schien eine vollständige Amputation notwendig zu machen. Ich behandelte wechselweise mit Mucokehl D 5 und D 6 durch Injektionen in den Fuß. Der Zustand besserte sich zusehends, und der Fuß war am 21. Dezember 1982 wieder so gut durchblutet, daß die Behandlung abgeschlossen werden konnte. Die Besserung hielt bis auf den heutigen Tag an.

3. Mangel an Blutplättchen (Thrombozytopenie)

Unter einer Thrombozytopenie – oder auch Thrombopenie – verstehen wir eine Verminderung der Blutplättchen (Thrombozyten) unter 150.000 in einem Kubikmilliliter Blut. Die Thrombozyten sind vor allem für eine ordnungsgemäße Blutgerinnung bei einer Gefäßverletzung verantwortlich. Aber erst unter einer Anzahl von 35.000 ist mit sogenannten Spontanblutungen zu rechnen. Die von dieser Krankheit befallenen Menschen werden, umgangssprachlich ausgedrückt, zu Blutern, was aber nicht zu verwechseln ist mit der Hämophilie*, die auf einer anderen Störung des Blutgerinnungssystems beruht und vererbbar ist.

* erbliche Bluterkrankheit

Die Blutplättchen werden nach herkömmlicher Meinung im Knochenmark aus sogenannten „Riesenzellen“ gebildet, haben eine Lebenszeit von etwa acht bis zwölf Tagen und werden in der Milz abgebaut. Günther Enderlein beobachtete, daß die Thrombozyten auch von den roten Blutkörperchen ausgestoßen werden und führte diese Tatsache auf die Tätigkeit des Endobionten zurück. Dieser ist bekanntlich ambivalent, das heißt, er kann für den Menschen nützlich wie auch schädlich sein. Im Falle der Blutplättchenbildung ist die Eigenschaft des Endobionten von lebenswichtiger Bedeutung, da ohne eine Blutgerinnung jedes Leben für den Menschen und die Gattung der Wirbeltiere unmöglich wäre: Sie würden schon bei der kleinsten Verletzung verbluten. Ich selbst konnte unter dem Dunkelfeldmikroskop beobachten, daß eine Bildung von Thrombozyten auch durch Leukozyten (weiße Blutkörperchen) erfolgen kann und dadurch ihre schnelle Mobilisierung bei einer Verletzung möglich ist.

Für gewöhnlich setzt man Menschen, die unter einer Thrombozytopenie leiden, unter Cortison und nimmt ihnen unter Umständen die Milz in der Annahme heraus, mit dieser Operation den Abbau der noch vorhandenen Blutplättchen zu verzögern. So entziehen sich die möglichen Ursachen immer mehr dem diagnostischen Blickfeld. Dabei ist die Ursache für den Mangel an Blutplättchen meistens in einem verborgenen Infektionsherd im Organismus zu suchen.

Am 21. August 1979 erschien in meiner Praxis eine dreiundzwanzigjährige Frau, deren deutlich aufgedunsenes Gesicht (Cushing-Syndrom) auf eine intensive Einnahme von Cortison hinwies. Sie erzählte mir, daß sie mit lebensgefährlichen inneren Blutungen ins Krankenhaus eingeliefert worden war. Dort habe man eine Thrombozytopenie mit einer Anzahl von 7.000 festgestellt. Um die Blutungen zum Stillstand zu bringen, habe man sie unter Cortison gesetzt und ihr eine Entfernung der Milz vorgeschlagen. Gleichzeitig gab man ihr zu verstehen, sie habe trotz dieser Operation nur noch eine Überlebenschance von zwei Jahren. Nach dieser Eröffnung habe sie die Entfernung der Milz abgelehnt.

Ich untersuchte die Patientin gründlich und stellte dabei einen Entzündungsherd in den Nasennebenhöhlen fest. Das Cortison wurde sofort abgesetzt, der Krankheitsherd beseitigt und wöchentlich eine Mischinjektion von Mucokehl mit Sanuvis gegeben. Am 30. Oktober 1979 betrug die Thrombozytenzahl 95.000 und stieg im Laufe des nächsten Jahres auf circa 130.000 an. Die Patientin fühlte sich wohl, entwickelte sich zu einer zunehmend hübschen jungen Frau und besuchte mich von Zeit zu Zeit in meiner Praxis, um mir jedesmal zu demonstrieren, daß ihre Existenz die medizinisch veranschlagte Lebenserwartung Lügen strafte.

Im November 1988 fühlte sie sich hingegen nicht mehr so recht wohl. Daraufhin ließ ich die Thrombozytenzahl überprüfen. Das Ergebnis war 60.000 – also wieder eine gefährliche Verminderung. Ich stellte erneut eine Nasennebenhöhlenentzündung fest, heilte sie aus und injizierte wiederum Mucokehl mit Sanuvis. Die Anzahl der Blutplättchen stieg danach auf circa 130.000 und ist bis heute auf diesem Stand geblieben.

Die erfolgreiche Behandlung dieser Patientin war mein erster großer Fall einer sonst absolut tödlich verlaufenden Erkrankung. Bis dahin hatte ich mich nur an kleinere Fälle herangewagt, also solche Erkrankungen, deren Behandlung heute auch die Schulmedizin der Naturheilkunde zugesteht. Der erfolgreiche Kampf gegen dieses schwere Krankheitsbild stärkte natürlich mein Vertrauen in die Arzneimittel nach Enderlein. In der Folge übernahm ich immer häufiger auch die Behandlung scheinbar hoffnungsloser Fälle. Die entsprechende Erfolgsquote ließ sich bis heute auf 75 bis 80% steigern.

Hinzu kommt, daß die Hemmschwelle, einen Heilpraktiker aufzusuchen, immer mehr sinkt. Mußte sich meine junge Patientin damals noch sehr mit dem Widerstand ihrer Eltern und der sie behandelnden Ärzte auseinandersetzen, die behaupteten, ein Naturheilkundiger könne niemals etwas heilen, was in der offiziellen Medizin als unheilbar galt, so hat sich diese Einstellung doch sehr zugunsten der Naturheilkunde gewandelt.

4. Das Halswirbelsyndrom (HWS, auch Zervikalsyndrom)

Hierunter fallen verschiedenartige Beschwerden, die durch eine nicht exakte Stellung der Halswirbelsäule ausgelöst werden. Im harmlosesten Fall können diese Beschwerden in Form einer verspannten Nackenmuskulatur auftreten und reichen bis zum völligen Ausfall der Nervensensibilität, was praktisch zu einer Lähmung des Armes und der Finger führen kann. Liegt eine solche Blockade, das heißt, ein völliger Ausfall der Nervensensibilität vor, ist nur die Behandlung durch einen neurologisch-chirurgischen Eingriff möglich. Ferner kann eine verschobene Halswirbelsäule zu einseitigen Gesichtsneuralgien führen, ja sogar zu Hörstörungen und ständigem Schwindel. Die Schulmedizin ist bei der Behandlung dieser Krankheitsbilder ziemlich ratlos und verordnet vorzugsweise Fangopackungen und Massagen. Hierbei muß aber beachtet werden, daß Massage nicht gleich Massage ist und eine präzise Angabe über die Art der Massage erfolgen muß, denn sonst riskiert man sogar eine Verschlimmerung des Leidens.

Allzu oft führt jedoch auch eine noch so gut durchgeführte Massage nicht zu dem gewünschten Ergebnis. Dann kann bisweilen die Konsultation eines Chiropraktikers noch weiterhelfen. Bleibt auch sie ohne Erfolg, ist guter Rat teuer – es sei denn, wir schöpfen erneut aus den Erkenntnissen Enderleins und machen uns die Wirkung des Mucor racemosus zunutze.

Die eigentliche Behandlungsdomäne eines Naturheilkundigen bei Halswirbelerkrankungen sind die auf Muskelverspannungen beruhenden Schmerzen im Schulter- und Kopfbereich. Sie sind zwar nicht lebensgefährlich, haben jedoch äußerst unangenehme Begleiterscheinungen. Manche meiner Patienten, vor allem ältere Menschen, litten jahrelang unter den hartnäckigsten Kopfschmerzen. Andere wurden von ständigen Schwindelanfällen geplagt. Sie kamen mit der Diagnose der Ménière-Krankheit zu mir, die aber – glücklicherweise – meistens nicht vorlag. Bei dieser Krankheit ist das Innenohr mit seinem Gleichgewichtsorgan unwiederbringlich geschädigt.

Die Muskelverhärtungen sind in erster Linie das Resultat von Durchblutungsstörungen, die auf einer Fehlstellung der Wirbelsäule beruhen – und nicht nur auf einer Fehlstellung der Halswirbelsäule, wie sich sehr häufig gezeigt hat. Viele Patienten besitzen ein kürzeres Bein, was ein schiefstehendes Becken zur Folge hat. Dadurch wird die gesamte Wirbelsäule bis hinauf zum Atlas, dem obersten Halswirbel, beeinflußt. Wenn der Betreffende jünger ist, merkt er meistens nichts davon, da die Muskeln und Sehnen, welche die Wirbelsäule in ihrer beweglichen Stellung fixieren, noch elastisch sind und Fehlhaltungen ausgleichen können. Mit zunehmendem Alter werden Muskeln und Sehnen jedoch starrer, und dann setzt sich häufig ein Teufelskreis in Bewegung: Durch diesen Prozeß wird die Durchblutung im Gewebe vermindert, die Sauerstoffversorgung nimmt ab, und die Muskeln verhärten sich immer mehr. Sie können dann im Bereich der Halswirbelsäule auf Nerven drücken, die das Innenohr versorgen, und damit ist das Schwindelgefühl vorprogrammiert.

Zur Behandlung dieser Krankheitserscheinung stellte ich folgende Überlegung an: Ich mußte die Durchblutungsstörungen als Ursache der Muskelverspannungen beseitigen. Gleichzeitig mußte ich aber auch die Muskelstarre auflösen und den bereits degenerierten Muskel soweit wie möglich wieder regenerieren. Für alle diese Fälle stellt die Naturheilkunde hervorragende Präparate bereit. In Verbindung mit erprobten Verfahren der Neuraltherapie nach Hunecke* kann ein hoher Wirkungsgrad erzielt werden. Bei der Beseitigung der Durchblutungsstörungen hilft Mucokehl, die Starre wird durch Secale cornutum (Mutterkorn) gelöst, und die Regeneration des Muskels erfolgt durch das Präparat Nr. 96** der Firma Revit-Organ. Etwas Procain*** 1% senkt die Schmerzhaftigkeit der Injektionen.

Die Präparate der Firma Revit-Organ bestehen aus gefriergetrockneten (lyophilisierten) Organzellen, die besonders in Verbindung mit den Enderlein-Medikamenten erstaunliche Wirkungen entwickeln. Ich setze sie mit Erfolg bei bestimmten Herzleiden, degenerierten Gelenken, Erkrankungen des roten Blutbildes, Muskelfaserrissen und Muskelverspannungen ein. Verwendet man diese Medikamente isoliert, erzielen sie nicht diesen überraschenden Erfolg. Bei bestimmten Mischungsverhältnissen haben sie dagegen schon manch einen Herzkranken von seiner Angina pectoris befreit, und außerdem Gelenke wieder geschmeidig gemacht, Anämien erfolgreich bekämpft, Muskelfaserrisse in kurzer Zeit wieder heilen lassen und nicht zuletzt auch das Zervikalsyndrom – unter Einschluß eines etwaigen Drehschwindelphänomens – mit sehr guten Ergebnissen therapiert. Nur in solchen Fällen, in denen die Halswirbelsäule stark verlagert (disloziert) war, blieben die Erfolge aus, doch konnten bisweilen noch gute Ergebnisse erzielt werden, wenn ein Chiropraktiker hinzugezogen wurde.

Die Arzneimittelmischung wird mit Hilfe der Technik der kleinen Neuraltherapie nach Hunecke entlang der Halswirbelsäule und

---

* Behandlungsmethode nach Hunecke (1925) zur Beeinflussung segmentaler Nervenversorgungsgebiete mit dem Ziel der Funktionsverbesserung im Störfeld mittels gezielter Injektionen von Procain zur Schmerzbekämpfung

** Mittel zur Regeneration der Muskulatur

*** lokales Betäubungsmittel und Neuraltherapeutikum

in den Trapezmuskel*, der in der Regel sehr verhärtet ist, tief injiziert. Die Methode ist relativ einfach zu handhaben und in kurzer Zeit erlernbar.

Behandlungsverlauf bei HWS-Syndrom

R.T., weiblich, geboren 1913.
Diese Patientin litt seit etwa zehn Jahren unter starken Schmerzen im Schulter-Nacken-Bereich. Außerdem hatte sie eine leichte Angina pectoris, erhöhten Blutdruck und zeitweilig Magenbeschwerden.

Sie erschien am 11. Februar 1987 zum erstenmal in unserer Praxis. Sämtliche bisherigen Behandlungsversuche waren fehlgeschlagen. Auch die übliche Standardbehandlung, Fango und Massage, hatte das Leiden eher noch verstärkt. Die Gründe dafür sind eigentlich offenkundig, wenn man an die verhärtete Muskulatur denkt, die den Blutdurchfluß behindert. Der durch Fango und Massage entstehende zusätzliche Reiz erhöht die Blutansammlung noch, führt also nicht nachhaltig zu einer verbesserten Blutzirkulation.

Die Tochter der Patientin hatte ihr von uns erzählt, und sie schöpfte daraufhin wieder neue Hoffnung. Schon nach der zweiten Behandlung mit der oben beschriebenen Therapie war sie von ihren Beschwerden befreit. Eine weitere Behandlungsphase schloß sich an und endete nach einem halben Jahr erfolgreich.

Im Bereich des HWS-Syndroms kann es bei der Behandlung der Beschwerden zu dem sogenannten „Sekundenphänomen“ kommen. Als Sekundenphänomen – diesen Begriff führte Ferdinand Hunecke in die Therapie ein – bezeichnet man Behandlungserfolge,

* Muskel, der das Schulterblatt bewegt

die blitzschnell zu Beschwerdefreiheit führen. Leider sind diese Sekundenphänomene sehr selten; ich habe sie in meiner Praxis während zehn Jahren nur viermal erlebt. Ein langwieriges schmerzhaftes Leiden, das auf einem Fehlsitzen der Halswirbel beruht, kann dadurch bisweilen ein Ende finden. Dazu der folgende Fall aus meiner Praxis:

Eine etwa dreißigjährige Patientin berichtete mir ziemlich aufgebracht, daß sie seit einem Jahr im Bereich der linken Kopfhälfte ununterbrochen Schmerzen habe, doch von den Ärzten nicht ernstgenommen werde. Sie sei von einem Facharzt zum nächsten geschickt worden, man habe ihr nur Tabletten verschrieben, aber nichts gefunden, obwohl ein Elektroenzephalogramm* und eine Computertomographie** durchgeführt worden seien. Auch in der Schmerzklinik habe man ihr nicht helfen können, sondern lediglich ihrem Hausarzt mitgeteilt, ihre Kopfschmerzen seien rein psychischer Natur und am besten sei sie wohl in der Psychiatrie aufgehoben.

Da heute viele nicht erklärbare Leiden gern im psychischen Bereich angesiedelt werden, wurde ich mißtrauisch und unterzog meine Patientin einer gründlichen Untersuchung. Zwar fand ich auch nichts, vermutete jedoch eine Durchblutungsstörung, die bekanntlich durch die Behandlung mit Mucokehl günstig zu beeinflussen ist. Nach zweimaligen vergeblichen Behandlungsansätzen tastete ich dann noch einmal die Halswirbelsäule Millimeter für Millimeter ab und stellte dabei fest, daß die Bandscheibe zwischen dem dritten und vierten Halswirbel um den Bruchteil eines Millimeters vorstand. Unter einem leichten Daumendruck sprang sie mit einem kleinen Knacks wieder in ihre normale Stellung zurück. Die Frau war augenblicklich von ihren Kopfschmerzen befreit und ist es bis heute geblieben.

---

* Diagnoseverfahren – Aufzeichnung des Verlaufs der Hirnströme
** Röntgenologisches Schichtaufnahmeverfahren zur Darstellung und Lokalisierung von Krankheitsherden im Körper

5. Verödung des Knochenmarks (Osteomyelosklerose)

Bei der Osteomyelosklerose handelt es sich um eine Erkrankung des Knochenmarks mit krebsartigem Charakter. Ganz einwandfrei ist diese Krankheit aber nicht einzuordnen, da sie sich mit ihren Merkmalen eher der Mucor-Zyklode als dem Aspergillus-Kreislauf zuordnen läßt. Der Aspergillus niger ist charakteristisch bei bösartigen Geschwulsterkrankungen. Gewiß gibt es bei der Osteomyelosklerose auch Hinweise auf pseudo-tuberkulöse Erscheinungen wie Störungen im Kalziumstoffwechsel des Skelettsystems, nur bleiben diese auf einige wenige Krankheitsfälle beschränkt. Charakteristisch für diese Patienten ist, daß sie ausnahmslos mit Cortison und Chemotherapie vorbehandelt sind. Es ist also auch möglich, daß diese Patienten durch die Medikamente bereits vorgeschädigt waren. Inzwischen ist allgemein bekannt, daß langanhaltende und höhere Dosen von Cortison zu schwerwiegenden Knochenschäden führen können, so daß es ratsam wäre, dieses Medikament nur in Notfällen und zeitlich begrenzt zu verabreichen. Dann allerdings kann es lebensrettend sein.

Bei einem Fall aus meiner Praxis hatte der betreffende Patient (geboren 1925) die Behandlung mit chemischen Mitteln abgelehnt. Er kam am 9. November 1984 zu mir und erzählte, der Arzt habe ihm jetzt unbedingt zu einer Behandlung mit Zytostatika* geraten. Er sei schon jahrelang an Osteomyelosklerose erkrankt, und langsam verschlimmere sie sich.

Eine Behandlung, ausgenommen derjenigen mit Naturheilmitteln, lehnte er jedoch ab. Sein Arzt sei damit einverstanden gewesen. Nun habe sich sein Zustand aber so verschlechtert, daß

* Chemische Substanz, welche die Zellvermehrung hemmt; Einsatz bei Krebskranken in Form der Chemotherapie

der behandelnde Arzt keine andere Möglichkeit mehr sehe, als mit der Chemotherapie einzugreifen.

Ich fragte ihn nach seinen Beschwerden. Er schilderte, daß er ständig unter Bluthochdruck und unter chronisch wiederkehrenden Gelenkschmerzen leide. Die Blutsenkung sei erheblich erhöht, außerdem habe er eine Mittelohrentzündung. Die Blutuntersuchung habe ergeben, daß der Eisenspiegel zu niedrig und die Zahl der roten Blutkörperchen auf unter drei Millionen gesunken sei. Meine Untersuchung ergab ferner, daß Herr B. auch eine chronische Stirn- und Kieferhöhlenvereiterung hatte, die zunächst mit der Nasenreflex-Therapie nach Krack (siehe S. 148) ausgeheilt wurde. Danach setzte ich die Behandlung in erster Linie mit Mucokehl und Revitorgan Nr. 39 (Ney-Haemin, Blutmittel) fort. Dazwischen gab ich anfangs immer wieder Nigersan, vermischt mit Carcinominum*, Thalamus**, Aqua Daun° und CAMP D 30°°, um jede Verknüpfung mit der Aspergillus-Zyklode auszuschalten. Bis Mitte 1985 ließen die Beschwerden nach und verschwanden schließlich ganz. Danach wurde noch in vierwöchigem Abstand Mucokehl und Revitorgan Nr. 39 injiziert.

Am 30. Oktober 1987 trat noch einmal eine Gürtelrose auf, die aber nach dreiwöchiger Behandlung vollständig verschwand. Herr B. ist seitdem, einige harmlose Erkältungen ausgenommen, im wesentlichen gesund geblieben und fühlt sich nach eigenen Angaben „pudelwohl". Er ist körperlich aktiv und unternimmt öfter weite Wanderungen. Gleichwohl – und dies ist interessant – ist die Blutsenkung trotz körperlichen Wohlbefindens etwas erhöht. Die Zahl der roten Blutkörperchen hat sich bei etwa 3,7 Millionen

---

* aus Krebszellen gewonnenes Präparat

** aus dem Thalamus (Gehirnteil der Säugetiere) gewonnenes Präparat

° Dauner Wasser (Mineralquelle in der Eifel) mit Anteilen von organischem Germanium

°° zyklische Adenosin-Monophosphorsäure; dient als Hilfsmittel zur Einschleusung von Medikamenten durch die Zellmembran in das Zellinnere

eingependelt, liegt also nach der Wertetabelle immer noch zu niedrig. Der Organismus hat sich jedoch offensichtlich an diesen Zustand gewöhnt und kommt damit gut zurecht. Herr B. erscheint seitdem in etwa sechswöchigem Abstand in meiner Praxis und läßt sich die gewohnte Injektion verabreichen.

Andere Fälle, die mit Chemotherapie vorbehandelt waren, verlaufen nicht ganz so günstig.

6. Beschwerden im Klimakterium

Auf den ersten Blick wird sich der Leser fragen, was Frauenleiden – insbesondere die Wechseljahre – mit den Erkrankungen der Mucor-Zyklode zu tun haben. Gewiß werden die Beschwerden in erster Linie durch die nachlassende Produktion der weiblichen Sexualhormone ausgelöst. Häufig sind jedoch auch Durchblutungsstörungen im Bereich der Eierstöcke und der gesamten Unterbauchregion mit beteiligt. Die hormonelle Umstellung bei der Frau in den Wechseljahren verläuft sehr unterschiedlich. Sie reicht von dem völlig komplikationslosen Übergang in der Menopause bis hin zu schwerwiegenden physischen und psychischen Beschwerdebildern. Allzu schnell zeigt sich dann die herkömmliche Medizin bereit, den Umstellungsprozeß mit hormoneller Medikamentierung zu unterstützen. Diese Maßnahmen sind jedoch keineswegs unumstritten. Sehr häufig genügen bereits sanftere Mittel der Naturheilkunde – oder aber die Erkenntnisse und das Wissen Günther Enderleins in der Hand eines erfahrenen Behandlers.

Ich selbst habe schon oft vom Klimakterium strapazierten Frauen helfen können und ganz ohne jede hormonelle Medikamentierung gute Erfolge erzielt. Die Beschwerdebilder sind, wie bereits erwähnt, sehr vielfältig und können sogar einen Herzinfarkt vortäuschen. Ich habe schon erlebt, daß man eine Patientin wegen stärkster Herzbeschwerden mit Notarztwagen und Blaulicht ins

Krankenhaus fuhr, weil man befürchten mußte, ihr Kreislauf breche jeden Augenblick zusammen. Im Krankenhaus brachte man sie sofort auf die Intensivstation – und dort waren die Beschwerden dann urplötzlich verschwunden. Diagnose: Klimakterium.

Mir ist ebenso ein Fall bekannt, in dem das Klimakterium sehr früh auftrat und niemand daran dachte, daß die psychischen Störungen einer fünfunddreißigjährigen Frau, die sich in tiefen Depressionen ausdrückten, bereits beginnende Wechseljahre waren. Die Mutter begleitete damals ihre Tochter in meine Praxis und berichtete mir, daß diese sich vor einem Dreivierteljahr unvermittelt in eine Zimmerecke gesetzt und den ganzen Tag lang nur die Wände angestarrt habe. Dabei hätte sie ihren Mann und drei Kinder zu versorgen. Ärztliche Bemühungen seien bisher erfolglos geblieben. Selbst ein dreimonatiger Aufenthalt in einem Sanatorium mit psychologischer Betreuung war vergeblich.

Bei der Anamnese erfuhr ich, daß sich die Patientin vor zwei Jahren einer Gebärmutteroperation unterzogen hatte, und sofort kam mir der Gedanke an eine Hormonstörung. Viele Frauen vertragen die Entfernung der Gebärmutter problemlos. Es gibt aber auch etliche, bei denen der Rückkopplungseffekt Eierstock-Gebärmutter-Hirnanhangsdrüse (Hypophyse) gestört wird, daß nun besagte klimakterielle Beschwerdebilder auftreten können. Meine Vermutung gab mir recht: Nur drei Wochen nach der Behandlung war die Patientin von ihren Depressionen befreit.

Voraussetzung allerdings für den Erfolg einer solchen Behandlung ist das Vorhandensein von wenigstens einem Eierstock. Es ist daher dringend davor zu warnen, Eierstöcke zu entfernen, wenn dies nicht unbedingt erforderlich ist.

IV. Erkrankungen der Aspergillus niger-Zyklode

1. Allgemeines

Im vorangegangenen Kapitel wurden Krankheiten behandelt, die vornehmlich in der Mucor- oder Urzyklode angesiedelt sind. Es gibt aber auch Erkrankungen als Folge von Erregern aus anderen Zykloden, etwa der Aspergillus niger-Zyklode, die – wie in Kapitel I.2 bereits dargestellt – durch Abspaltung aus der Urzyklode hervorgeht. Dazu gehören: Bronchitis und Lungenentzündung, in ihrer schwersten Form als Aspergillose*; dann die verschiedenen Arten der Tuberkulose, Erkrankungen der Schilddrüse sowie die meisten geschwulstbildenden Krebserkrankungen. Auch die Arthrosen zählen dazu, und dann natürlich Morbus Bechterew** und alle Knochenerkrankungen, die auf einer Störung des Kalziumstoffwechsels beruhen. Darüber hinaus gehören auch die HIV-Viren zu diesem Kreislauf.

Ein fürchterlicher Geselle also, der Pilz Aspergillus niger, das heißt, er kann zwar fürchterlich sein, er muß es aber nicht. Dieser Pilz hat, genau wie jede andere Mikrobe, zwei Gesichter, er ist also ambivalent. Wir alle kennen den schwarzen Gesellen, denn übersetzt heißt Aspergillus niger „schwarzer Palmwedel". Er sitzt zum Beispiel an der überreifen Bananenschale. In der Lebensmittelindustrie leistet er sehr nützliche Dienste: Er produziert Zitronensäure.

Wir können uns diesen Pilz auch bei der Behandlung bestimmter Krankheiten zunutze machen. Aus seinen Mycelien wird beispielsweise das Arzneimittel Nigersan gewonnen, dessen Heilwirkung

---

* Erkrankung der Atemwege, die durch Schimmelpilze der Gattung Aspergillus hervorgerufen wird

** Kalkstoffwechselerkrankung (siehe Kap.IV.3)

durch Zugabe von Zitronensäure in homöopathischer Form noch entschieden gesteigert werden kann.

Zum Aspergillus niger in seiner Krankheit hervorrufenden Form gibt es eine eigene Geschichte: Bei archäologischen Arbeiten im Tal der Könige bei Luxor stießen englische Forscher in den zwanziger Jahren auf eine noch unentdeckte Grabkammer. Vor dieser Grabkammer war eine Inschrift angebracht, die sinngemäß aussagte, daß jeder, der die Ruhe des Pharaos stören würde, dies mit dem Leben bezahlen müsse. Die Forscher nahmen diese Inschrift nicht ernst und öffneten die Grabkammer. Nach Sicherung der Schätze und der Mumie erkrankten einige von ihnen an einer noch unbekannten Krankheit und starben wenig später. Bei der Obduktion stellte sich heraus, daß dieser rätselhaften Erkrankung eine Aspergillose zugrunde gelegen hatte.

Die Frage, die sich hier zwangsläufig stellt, bisher aber nicht schlüssig beantwortet werden konnte, lautet: Wußten die alten Ägypter bereits um die Wirkungsweise dieses Pilzes? Setzten sie etwa Kulturen an, die sie dem Leichnam beigaben, oder starben die Pharaonen an einer durch den Aspergillus bedingten Erkrankung, etwa der Tuberkulose, und vermehrten sich die Erreger in einer für sie günstigen Umgebung? Dies wird wohl für immer ungeklärt bleiben. Tatsache ist jedoch, daß die Sporen der Pilze selbst unter extremen Bedingungen noch lebensfähig sind. Und Tatsache ist auch, daß man in den Mumien massenhaft den Mucor racemosus gefunden hat, der offenbar nur darauf „wartete", seine natürliche Aufgabe – die Verwandlung der Mumien zu Staub – vornehmen zu können, um dann wieder als Protit ein neues Leben zu beginnen.

2. Bronchitis

Da verschiedene Wuchsformen der Aspergillus niger-Zyklode bei der Tuberkulose im Blut nachweisbar sind, liegt es auf der Hand, eine Verwandtschaft mit allen gängigen infektiösen Lungenerkrankungen zu vermuten – angefangen von der gewöhnlichen Bronchitis, dem Krupp-Husten, dem Keuchhusten bis hin zur akuten Lungenentzündung.

Die krankheitserregenden Formen der Mikroorganismen aus der Aspergillus-Zyklode sind unzählig und zudem einem ständigen Wandel unterworfen. Die Erreger können nämlich durch ein Hin- und Herpendeln zwischen den verschiedenen Zykloden und durch Verschmelzung mit Mikroben aus anderen Zykloden jederzeit neue und bis dahin noch unbekannte Krankheitssymptome erzeugen.

Jeder parasitäre Erreger ist stets bestrebt, sich dauerhaft in seinem Wirtskörper einzunisten. Gehindert wird er daran durch körpereigene Abwehrsysteme (siehe Kap. II. 2. „Immunsystem"), die bereits bei den ersten Angriffen von Erregern versuchen, diese unschädlich zu machen. Ebenso können Erreger durch Arzneimittelstoffe, wie zum Beispiel Antibiotika, an ihrer Ausbreitung gehindert werden.

Diese Arzneimittelstoffe streben allerdings die völlige Vernichtung der Erreger an – dies im Gegensatz zu den natürlichen Abwehrkörpern, etwa den Spermiten, die den Erreger durch Verschmelzungsprozesse in eine niedere, nicht mehr krankheitserregende Form zurückverwandeln (siehe Kap. II.2, „Immunsystem"). Die von Enderlein entwickelten Medikamente haben also eine grundlegend andere Wirkungsweise als Medikamente herkömmlicher Art. Insofern entziehen sich diese, auf natürliche Art und Weise gewonnenen Präparate logischerweise der Beurteilung nach Grundsätzen der chemischen Pharmakologie.

Wie reagieren nun Bakterien unter dem „Dauerbeschuß" von Antibiotika? Diese Erreger haben bekanntlich in ihrem Innern einen Kern, der auch Träger der Erbinformation (DNS) ist. Im Laufe vieler Generationen werden Strategien entwickelt, welche die Nachkommenschaft der Mikroben dazu befähigen, den Angriffen von chemischen Arzneimitteln zu widerstehen. Die Bakterien werden resistent – ein Vorgang, der bei den von Enderlein entwickelten Arzneimitteln unmöglich ist, da sie sich ausschließlich der Abwehrkraft solcher Formen bedienen, die nicht krankheitserregend sind.

Diese theoretischen Vorüberlegungen dienten mir als Grundlage für die Behandlung von hartnäckigen Bronchialerkrankungen. Die inzwischen vielfach eingetretene Resistenz der Erreger erschwert natürlich ihre Bekämpfung, so daß ich zusätzlich zu einer Reiztherapie greifen muß, um die Mikroorganismen aus ihrer festungsartigen Verteidigungsstellung, der Mochlose, herauszulösen: Denn nur so können Arzneimittel wie Nigersan, Mucokehl und Notakehl wirksam werden. Dafür verwende ich das Medikament Utilin S, eine Aufschwemmung aus Tuberkulose-Erregern von Kaltblütern, in diesem Fall gewonnen aus dem Blut der Schildkröte. Diese Art von Tuberkulose-Erregern sind für den Menschen absolut ungefährlich, üben aber eine große Reizwirkung auf die blokkierten Erreger aus und veranlassen diese, von einer blockierten in eine freie Form überzugehen (Mochlolyse).

Kinder sind bekanntlich besonders häufig von Bronchialerkrankungen betroffen. Der folgende Fall eines monatelangen, nach der herkömmlichen Methode ohne Erfolg behandelten Krupp-Hustens bei einem einjährigen Kind, belegt die Heilung nach der Enderlein-Therapie.

St. H., geb. am 1. Dezember 1988

Das Kind wurde im Februar 1990 einmal und im März 1990 dreimal mit Mucor D 5, Aspergillus D 5 und Utilin S schwach behandelt. Hinzugefügt wurde bei einer Behandlung noch Kalium bichromicum D 4, ein homöopathisches Mittel, das die Schleimlösung fördert. Danach war das Kind beschwerdefrei.

3. Morbus Bechterew

Der Morbus Bechterew ist eine ausgesprochen typische Kalkstoffwechsel-Erkrankung der Aspergillus niger-Zyklode. Diese Krankheit tritt meist schleichend auf und währt oft Jahrzehnte. Es kommt dabei zu einer Verknöcherung des Bandapparats der Wirbelsäule. Diese ist zum Schluß nur noch ein einziges knöchernes Rohr, das vollkommen starr und unfähig geworden ist, sich den Körperbewegungen anzupassen. Die Rippen-Wirbel-Gelenke sind in der Regel ebenfalls betroffen. Infolge der knöchernen Starre ist der Brustkorb dermaßen eingeengt, daß die inneren Organe – Herz, Lunge, Magen – in ihrer Funktion stark eingeschränkt werden. Die Folge davon sind Atem- und Verdauungsbeschwerden – der Kranke geht einem furchtbaren Ende entgegen. In dieser Endphase ist einer Behandlung natürlich kein Erfolg mehr beschieden. Die besten Behandlungsergebnisse lassen sich in der Anfangsphase erzielen, die oft zehn bis fünfzehn Jahre dauern kann. In diesem Zeitraum ist die Erkrankung vollständig ausheilbar, da die Degenerationserscheinungen noch nicht eingesetzt haben. Auch in der mittleren Phase kann die Erkrankung noch zum Stillstand gebracht werden, obwohl erste Degenerationen an den Gelenken zurückbleiben.

Die Therapie mit Enderlein-Medikamenten und Bakterienpräparaten der Firma Sanum bringt eine ausgesprochen gute Wirkung, muß aber unbedingt von einem Kundigen durchgeführt werden, da besondere Kenntnisse und Erfahrungen in der Neuraltherapie nach Hunecke Voraussetzung sind. Die Neuraltherapie wird dann allerdings nicht nur mit Procain durchgeführt, sondern mit verschiedenen Arzneimittelmischungen, was von den jeweiligen Erfordernissen abhängt. Procain kann man allerdings zur Schmerzlinderung noch hinzufügen.

Bisher wurden etwa zehn Patienten, die an Morbus Bechterew litten, erfolgreich von mir behandelt. Abzuwarten bleibt das Ergebnis der Behandlung von einer Patientin, die erst seit kurzer Zeit von uns therapiert wird. Dabei handelt es sich um einen etwas schwierigeren Fall, denn die Erkrankung scheint bereits das Ende der mittleren Stufe erreicht zu haben und ist im Begriff, in das Endstadium überzugehen.

Es folgen nun drei Fälle, bei denen die Spondylitis ankylopoetica, so die wissenschaftliche Bezeichnung des Morbus Bechterew, klinisch abgesichert ist sowie auch ihre Ausheilung. Die Behandlung des Bechterew sollte grundsätzlich kein Problem darstellen, da diese Krankheit in jedem Fall rechtzeitig erkannt werden kann.

N. R., geboren 1957 (männlich):

Der Patient erschien am 27. August 1985 in meiner Praxis. Er gab an, infolge seiner Erkrankung an Morbus Bechterew im Augenblick keinerlei Berufstätigkeit mehr nachgehen zu können. Als Kind habe er eine Tuberkulose gehabt. Mutter und Großmutter seien an Krebs gestorben.

Bei der Untersuchung stellte sich heraus, daß beide Fußgelenke schmerzhaft reagierten. Nach Angabe von Herrn R. waren diese Phänomene nach einem Hexenschuß aufgetreten. Der Bereich des dritten und vierten Lendenwirbels war ebenfalls druckempfindlich. Am Abschnitt der oberen Brustwirbelsäule zeigten sich bereits erste Bewegungseinschränkungen, und im Bereich des linken Schlüsselbeingelenks war deutlich eine Schwellung zu erkennen. Der Patient gab ferner an, daß er ständig Schmerzen im Hinterkopf habe, unter Ohrenschmerzen leide und im linken Auge zeitweise Sehstörungen aufträten. Die Untersuchung im Dunkelfeld ergab einen erheblichen Befall mit Aspergillus-Symplasten und eine Vernetzung der roten Blutkörperchen (Erythrozyten).

Die Behandlung begann mit einer Quaddelung der gesamten Wirbelsäule mit einem Gemisch aus Enderlein-Medikamenten. Am 13. September traten als Komplikation Herzbeschwerden auf, die aber bis zum Ende des Monats unter Kontrolle gebracht werden konnten. Von nun an konzentrierte ich mich auf den derben Knoten am Schlüsselbeingelenk. Nach direkt plazierten Injektionen in diesen traten heftige Reaktionen auf, die aber nur wenige Tage anhielten. Da zu allem Überfluß die kleinen Gelenke der Wirbelsäule auch noch mit Bakterien aus der Penicillium notatum- und Candida parapsilosis-Zyklode (vgl. Kap. II.1) infiltriert waren, mußte ich bei der Behandlung vorübergehend eine andere Richtung einschlagen.

Die linke Niere wurde druckempfindlich, und auch der Darm begann Entzündungserscheinungen zu zeigen. Es kam leichtes Fieber hinzu. Diese Symptome blieben das ganze Jahr 1986 über bestehen. Herr R. befand sich während dieser Zeit unter ärztlicher Kontrolle. Der behandelnde Arzt war über meinen Behandlungsversuch unterrichtet – ein Versuch deshalb, weil Herr R. mein erster Bechterew-Fall war. Gegen Ende des Jahres besserte sich der Zustand meines Patienten zusehends. Der derbe Knoten war verschwunden. Schmerzen traten nur noch sporadisch auf, und über Sehstörungen hatte Herr R. nicht mehr zu klagen. Am 20. Mai 1987 beendeten wir die Behandlung, nachdem die letzten Schmerzen abgeklungen waren. Zwei- bis dreimal im Jahr erscheint Herr R. noch bei uns in der Praxis, um sich einer Nachkontrolle zu unterziehen. Der ehemalige Patient bezeichnet sich heute selbst als gesund.

Ch. P., geboren 1940 (weiblich):

Die Patientin stellte sich zum erstenmal am 2. Dezember 1988 in unserer Praxis vor – Grund: Morbus Bechterew. Sie gab an, es falle ihr im familiären Winzerbetrieb immer schwerer, ihrer Arbeit voll nachzugehen, da sie zeitweise unter unerträglichen Schmerzen leide. Ohne Schmerzmittel gehe überhaupt nichts mehr. Auch die Mutter habe Bechterew gehabt, der Vater sei an Magenkrebs gestorben. Sie selbst hatte eine Schilddrüsenoperation wegen eines kalten Knotens hinter sich. Außerdem leide sie öfter an Mittelohrentzündung, Blasenentzündung und Blasenschwäche, dabei könne sie ihren Urin nicht zurückhalten (Inkontinenz). Dreimal hatte sie bereits eine Regenbogenhautentzündung gehabt. Gegenwärtig traten infolge der Wechseljahre auch vermehrt Hitzewallungen auf.

Die Untersuchungen ergaben eine starke Einschränkung der Halswirbelsäule; das linke Bein war circa 1 cm kürzer, ebenso war eine starke Bewegungseinschränkung im linken Fußgelenk festzustellen. Beide Ovarien (Eierstöcke) waren entzündet, der Leberrand war verhärtet. Außerdem bestand Verdacht auf eine Mastopathie, eine Erkrankung der Brustdrüse. Zuletzt hatte sie eine chronische Kiefernhöhlenentzündung gehabt. Den Bechterew ordnete ich im Beginn des mittleren Stadiums ein.

Wir nahmen die Behandlung unverzüglich auf und berücksichtigten dabei die Wechseljahre. Im Laufe des Jahres 1989 besserte sich der Zustand der Patientin zusehends. Die Schmerzen gingen zurück, die Inkontinenz verschwand, Regenbogenhautentzündungen traten nicht mehr auf. Die Patientin konnte ihrer schweren Arbeit wieder ohne den Gebrauch von Schmerzmitteln nachgehen.

Heute kommt sie nur noch wegen ihrer Beschwerden mit den Wechseljahren zur Behandlung. Zeitweise klagt sie noch über leichte Schmerzen, die aber wohl nie ganz verschwinden werden, da der Degenerationsprozeß der Erkrankung bereits begonnen hatte.

Th. P., geboren 1961 (männlich)

Bei Herrn P. handelt es sich um einen beginnenden Morbus Bechterew – ein Fall, der nicht ganz frei ist von einer gewissen Tragikomik.

Herr P. war Beamter und wegen seiner Krankheit frühzeitig in Pension geschickt worden. Ehe er zu mir kam, behandelte man ihn mit schweren Arzneimitteln, wie Cortison und Antirheumatica. Diese setzten ihm derart zu, daß er sich dazu entschloß, andere Wege zu gehen. Außer Beschwerden im Bereich der Wirbel hatte er eine beidseitige chronische Nebenhöhlenentzündung (Sinusitis). Am 3. Januar 1990 wurde der Patient von mir als geheilt entlassen.

Herr P. ist heute voll arbeitsfähig, darf aber als Beamter nicht wieder in den Dienst zurück, da die krankheitsbedingte Pensionierung nicht mehr rückgängig gemacht werden kann und der Morbus Bechterew offiziell als unheilbar gilt.

4. Arthrose und Arthritis der Gelenke

Was haben diese Krankheiten mit dem Aspergillus niger, was haben sie überhaupt mit dem tuberkulösen Formenkreis zu tun? Die entsprechenden Behandlungserfolge geben der Vermutung recht, die Ursache der arthrotischen Gelenkveränderungen primär im Wirken pathogener Keime aus der Aspergillus-Zyklode zu suchen.

Bekanntlich greift der Tuberkulose-Erreger in den Kalziumstoffwechsel des Organismus ein – man denke nur an die Kavernenbildung* einer offenen Lungentuberkulose. Der Erreger selbst besteht aus einem säurefesten Stäbchen. Er ist daher schwer angreifbar. Der scheinbare Widerspruch – hier säurefestes Bakterium, da Dysregulation des basischen Kalziumstoffwechsels – löst sich auf, wenn man bedenkt, daß der Organismus zu seinem eigenen Schutz einen aus basischen Wirkstoffen (Kalzium) bestehenden Mantel um den Erreger legt und ihn damit am weiteren Vordringen hindert.

Das basische Kalzium wirkt auf das säurefeste Stäbchen neutralisierend. Da der Körper aber, besonders bei zunehmendem Alter, nicht mehr über genügend Kalziumreserven verfügt, holt er sich diese aus den Knochen. Damit ist eine Vielzahl von Krankheiten vorprogrammiert, die sich dann vor allem in fortgeschrittenen Jahren manifestieren.

Arthrose des Hüftgelenks (Coxarthrose)

An erster Stelle ist hier die Arthrose der Gelenke zu nennen. Besonders anfällig sind solche Gelenke, die jahre- und jahrzehntelang einer ungleichmäßigen Belastung ausgesetzt waren. Das trifft

---

* Krankhafte Hohlraumbildung in der Lunge

besonders auf das Hüftgelenk zu. Viele Menschen haben, ohne es zu wissen, ein schiefstehendes Becken infolge eines kürzeren Beins (wie bereits beim HWS-Syndrom erwähnt wurde). Damit verschiebt sich die Beckenquerachse, die Statik des gesamten Skelettsystems gerät in Unordnung. In jüngeren Jahren kann dieses Ungleichgewicht noch verhältnismäßig gut ausbalanciert werden, da die verschiedenen Muskelgruppen und die Sehnen, welche die Beweglichkeit der Wirbelsäule garantieren und dem Menschen einen aufrechten Gang ermöglichen, noch elastisch sind. Mit zunehmendem Alter werden Muskeln und Sehnen jedoch starrer, und das Gewicht verlagert sich immer mehr auf das kürzere Bein. Damit werden die Gelenke überstrapaziert. Die Medizin spricht von Abnutzung, was in der Tat ja auch zutrifft.

Die durch die Überbelastung entstandenen Schäden geben den im Organismus ständig lauernden pathogenen Mikroorganismen der Aspergillus-Zyklode Raum zur Entfaltung. Jetzt können sie mit ihrem Zerstörungswerk beginnen. Hinzutretende Durchblutungsstörungen verschlechtern den Zustand zusätzlich, so daß sich auch leicht Mikroben vor allem aus der Penicillium notatum-Zyklode ansammeln können, die Entzündungen hervorrufen. Man spricht jetzt von einer Arthritis, die meist sehr schmerzhaft verläuft.

Ist der Zerstörungsgrad im Hüftgelenk fortgeschritten oder ist durch übermäßige Bindegewebsbildung sogar ein Ersatzgelenk entstanden und wird das Gehen zur Qual, besteht die Möglichkeit, ein künstliches Gelenk zu implantieren.

Zur Vorbeugung einer Hüftgelenkarthrose ist sehr viel prophylaktisch zu tun. Bereits im Kindesalter sollte man kontrollieren, ob nicht ein Bein kürzer als das andere ist. Dazu ist kein großer Aufwand nötig. Die Eltern sind dazu selbst in der Lage – auch ohne röntgenologische Untersuchungen, die nur bei schwerwiegenden pathologischen Veränderungen notwendig sind.

Bei der Weiterbehandlung wird es schon schwieriger, da man einen sehr sorgfältig arbeitenden Chiropraktiker oder auch einen

Masseur, der sich auf Spezialmassagen versteht, benötigt. Es gibt in dieser Berufsgruppe wahre Künstler, die auch die ungünstigsten Deformierungen wieder ins Lot bringen können. Ist aber im fortgeschrittenen Alter bereits die Arthrose oder gar die Arthritis eingetreten, hat man immer noch die Möglichkeit, durch entsprechende Injektionen den Verfall des Gelenks günstig zu beeinflussen und eventuell vorhandene Entzündungen abzubauen.

Man sollte jedoch unbedingt schon bei den ersten Anzeichen für eine solche Erkrankung sofort mit der Behandlung beginnen. Das Hüftgelenk reagiert nur im Stadium der beginnenden Zerstörung günstig auf eine Therapie – im Gegensatz etwa zum Kniegelenk, das auch noch bei weitgehendem Zerfall positiv auf eine Behandlung ansprechen kann. Bei der Behandlung aller Gelenke sollte man im übrigen immer mit einer Mischinjektion aus Mucokehl und Sanuvis, die intramuskulär verabreicht wird, beginnen. Auf diese Weise kann Infektionen im Gelenk vorgebeugt werden. Der Mucor verhindert auch das Entstehen von Blutergüssen.

Beispiel für eine Hüftgelenkarthrose

F. K., geboren 1936 (männlich):

Herr K. erschien am 9. Januar 1982 in meiner Praxis und klagte über heftige Schmerzen im linken Hüftgelenk. Röntgenologisch seien Verschleißerscheinungen festgestellt worden, und jetzt seien auch noch Entzündungen hinzugekommen. Das Laufen sei ihm derzeit nahezu unmöglich, er könne gerade noch mit Mühe und Not sein Taxi fahren. Auf die Frage, ob er auch schon früher unter Schmerzen gelitten habe, antwortete er mir, daß vor circa zwei Jahren die ersten Schmerzattacken aufgetreten seien. Damals hätten Cortisonspritzen eine sofortige Besserung erzielt, heute dagegen nicht mehr. Er sei ratlos, zumal ihm der behandelnde Orthopäde erklärt habe, er sei noch zu jung für ein künstliches Hüftgelenk. Ich erläuterte ihm meine Behandlungsweise und sagte ihm, daß wir zuerst die Entzündungen im Gelenk abbauen müßten. Er habe gute Genesungsaussichten, da die Röntgenaufnahmen nur eine geringfügige Zerstörung am Gelenkkopf und an der Pfanne zeigten.

Ich begann mit der bereits erwähnten Mischinjektion aus Mucokehl und Sanuvis. Danach injizierte ich Notakehl und Pefrakehl in das Hüftgelenk, um zuerst die Entzündung anzugehen. Bis zur dritten Injektion zeigte der Kranke keine Reaktion. Eine solche ist bei chronischen Zuständen jedoch unabdingbar, da erst durch massive immunologische Vorgänge der Abbau der Erreger erfolgen kann. Nach der dritten Injektion kam es dann zu einer heftigen Reaktion, die vierzehn Tage lang anhielt (normalerweise ist sie nach zwei bis drei Tagen vorüber). Dann klangen die Schmerzen ab, und der Patient war völlig beschwerdefrei.

Darauf folgte eine Injektionsserie mit Nigersan, Mucokehl und Revitorgan Arthrosekomplex (Nr. 43)*, um das strapazierte Gelenk wieder aufzubauen. Wegen anderer Beschwerden suchte uns der Patient später nochmals auf. Dabei versicherte er, daß er seither nicht mehr die geringsten Schmerzen am Hüftgelenk verspürt habe.

Kniegelenkarthrose (Gonarthrose)

Das Kniegelenk spricht von allen arthrosebefallenen Gelenken, selbst noch im fortgeschrittenen Krankheitszustand, am besten auf eine Behandlung an, und nicht selten kommt es wieder zu einer völligen Beschwerdefreiheit. Das Prinzip, nach dem wir beim Kniegelenk vorgehen, ist dasselbe wie bei der Hüftgelenkarthrose. Die Behandlung ist nicht nur bei Degenerationsprozessen infolge von Fehlhaltungen mit Erfolg anzuwenden, sondern auch bei Unfällen

* Präparat zum Aufbau von arthrosebefallenen Gelenken

und Verletzungen infolge mechanischer Einwirkung, wie die beiden nachfolgenden Fallbeispiele erläutern sollen:

B. K., geboren 1946 (weiblich):

Frau K. kam ursprünglich wegen Haarausfall zu mir, und außerdem hatte sie Verspannungen im Nacken-Schulter-Bereich. Dabei erzählte sie mir nebenbei, daß sie früher viel Sport betrieben habe, besonders Reiten und Skilaufen, doch alles dies könne sie jetzt nicht mehr, da durch einen Skiunfall ihr rechtes Kniegelenk zertrümmert wurde. Man habe es zwar zusammengeflickt, doch an eine sportliche Belastung sei nicht mehr zu denken.

Ich bat Frau K., die Röntgenaufnahmen mitzubringen. Das Ergebnis war in der Tat so, daß ich mir kaum noch Erfolg von einer Behandlung versprach; doch die Patientin wollte es trotzdem mit einer Therapie versuchen.

Am 15. Januar 1983 setzte die beschriebene Behandlung ein. Die Patientin war zu meiner Überraschung nach einem halben Jahr beschwerdefrei, konnte wieder reiten und fuhr im darauffolgenden Winter zum hochalpinen Skilaufen. Als sie ihren behandelnden Ärzten davon erzählte, erntete sie nur Skepsis. Als auf meinen Rat hin nochmals eine Röntgenaufnahme angefertigt wurde, hatte sich das Bild gegenüber früher nicht verändert – trotzdem konnte die Frau bis heute ihrem Sport nachgehen.

Eine mögliche Erklärung wäre, daß der Körper unter dem Anstoß der Medikamente seine Selbstheilungskräfte mobilisiert hat und neues feines Ersatzgewebe – im Röntgenbild unsichtbar – wachsen ließ, so daß, bildlich gesprochen, neue Gleitlager entstanden waren.

L. F., geboren 1925 (weiblich):

Frau F. erschien zum erstenmal im August 1984 in meiner Praxis. Vor mehreren Wochen war sie bei Fernsehaufnahmen gestürzt, konnte seitdem nicht mehr laufen und hatte ständig Schmerzen im linken Knie. Außer ihrer Arbeit als Stadtverordnete war sie Laienschauspielerin, und gerade jetzt, wo die Proben für den nächsten Auftritt begonnen hatten, mußte ihr dieser Unfall passieren. Da die Röntgenbilder eine schwere Arthrose zeigten, wußten sich die Ärzte keinen Rat.

Bei meiner anschließenden Untersuchung stellte sich heraus, daß außer beidseitiger Kniearthrose auch das linke Hüftgelenk stark in Mitleidenschaft gezogen war. Davon hatte die Patientin noch nichts gemerkt, und ich mußte sie darüber aufklären, daß sich eine Coxarthrose häufig zuerst in Form von Schmerzen im Kniegelenk äußert. Ich konzentrierte mich bei der Behandlung zunächst auf das Kniegelenk, das bereits nach mehreren Wochen schmerzfrei war, so daß sie an den Proben für die Laienschauspielbühne wieder teilnehmen konnte.

Danach bereitete aber das Hüftgelenk zusehends Beschwerden. Dieses Übel konnte ich zwar immer wieder vorübergehend, aber nicht endgültig beseitigen. Das heißt, Frau F. ist mehrere Wochen lang ohne Beschwerden, doch dann beginnt das alte Leiden erneut. Sie erscheint dann regelmäßig wieder zur Behandlung, die Beschwerden klingen ab, und sie kann wieder voll aktiv sein. Ohne unsere Hilfe, so meint sie selbst, wäre sie heute „ein Krüppel“.

Arthrosen der Schultergelenke

Den Arthrosen der Schultergelenke können die verschiedensten Ursachen zugrunde liegen. Sie verlaufen sehr schmerzhaft. Meist ist die gesamte umgebende Muskulatur beteiligt. Das hat zur Folge, daß sich eine Entzündung großflächig ausbreiten kann, was die Behandlung erschwert. In unserer Praxis habe ich schon mehrfach Fälle erlebt, bei denen die Muskeln infolge eines langjährigen

Entzündungsprozesses weitestgehend degeneriert waren und ihrer Aufgabe nicht mehr gerecht werden konnten. So gab es Fälle, bei denen die Nerven, welche die Bewegungsabläufe steuern, aufgrund der Erkrankung völlig zurückgebildet waren. Das schließt einen erfolgreichen Regenerationsversuch natürlich von vornherein aus. Daher ist es wichtig, eine Entzündung in diesem Bereich möglichst früh anzugehen.

Dank der Erkenntnisse Günther Enderleins können wir auch hier nach den bereits dargelegten Richtlinien erfolgreich therapieren und die Ursachen des Leidens ausschalten. Eine Schmerzbekämpfung ist unter Umständen nötig und sollte in gar keinem Fall unterbleiben. Zu warnen ist unbedingt vor dem Einsatz von Corticoiden, da sie dem Kranken zwar häufig sofort Erleichterung verschaffen, aber einen krankhaften Zustand verschleiern und in der Regel eine frühzeitige Grundlagenbehandlung nur verzögern. Das Leiden verschlimmert sich, ohne daß der Patient es bemerkt. Er denkt, seine Erkrankung sei ausgeheilt, bis sie dann – in der Regel heftiger als zuvor – wieder ausbricht. Sie wird jetzt erst recht chronisch und bereitet dadurch dem Patienten wie dem Behandler sehr viel mehr Schwierigkeiten.

Im Prinzip ist die Behandlung bei allen Gelenkerkrankungen dieselbe. Es gibt aber auch einige Varianten, beispielsweise der sogenannte „Tennisellenbogen“ oder die Schultergelenkentzündung.

Schultergelenkentzündung infolge von Verkalkungserscheinungen im Gelenk (Periarthritis humeroscapularis)

Hierbei handelt es sich glücklicherweise um eine seltene Erkrankung, bei der ein Mikroorganismus aus der Aspergillus niger-Zyklode sein unheilvolles Werk begonnen hat. Ursächliche Kalziumstoffwechselstörungen haben sich im Gelenk und in den umliegenden

Muskel- und Sehnenfasern in Form von Kalkablagerungen niedergeschlagen. Durch die ständige Reibung der beweglichen Teile kommt es dann zu den schmerzhaftesten Entzündungserscheinungen und schließlich zu einer völligen Unbeweglichkeit des betroffenen Armes. Als Therapie bot sich bisher eine komplizierte Operation an, die nur von wenigen Spezialisten beherrscht wird.

M.-L. F., geboren 1935 (weiblich):

In meiner Praxis erschien die Patientin zum erstenmal am 27. April 1983. Zunächst half die von mir bei Arthrosen üblicherweise angewandte Therapie hier nicht weiter. Ich mußte nach einer anderen Methode suchen, um nach und nach die Kalkablagerungen auflösen zu können. Nichts lag näher, als es mit einer teilweisen Übersäuerung des Gewebes zu versuchen, da ja bekanntlich Säure den Kalk, der basisch reagiert, auflösen kann. Auf eine detaillierte Beschreibung muß hier verzichtet werden – auch aus Vorsicht vor der Gefahr unsachgemäßer Nachahmung. Die partielle Übersäuerung des Gewebes muß in jedem Fall in homöopathischer Dosierung vorgenommen werden.

Die Patientin legte mir umfangreiches Röntgenmaterial vor, auf dem der Verkalkungsprozeß im rechten Schultergelenk deutlich zu sehen war. Als Therapie hatte man ihr eine Operation vorgeschlagen, die von einem Schweizer Spezialisten vorgenommen werden sollte. Diese Prozedur wollte sie aber unbedingt vermeiden, da sie von einem anderen Fall wußte, daß diese Operation sie auch nicht hundertprozentig von ihrem Leiden befreien würde.

Ich begann mit meiner Behandlung, löste nach und nach die Kalkablagerungen auf und bekämpfte gleichzeitig die Entzündung. Am 6. Dezember 1983 war die Patientin beschwerdefrei. In der Zwischenzeit hat sich das Gelenk infolge von Überbelastung noch zweimal geringfügig entzündet; die Ausheilung erfolgte ohne großen

Aufwand. Eine erneute Auflösung von Kalkablagerungen war nicht mehr notwendig.

5. Der Krebs

Allgemeines

Unter Krebs versteht man in der Medizin eine Vielzahl von malignen Geschwulsterkrankungen, die unkontrolliert in Wucherungen ausarten. Der Begriff Tumor umfaßt sowohl „gutartige" als auch „bösartige" Geschwulste. „Gutartig" sind jene, die keine Tochtergeschwulste (Metastasen) bilden und die nach einer Operation in der Regel nicht mehr nachwachsen. „Bösartig" sind solche, die Tochtergeschwülste bilden und nach einer Operation, Bestrahlung oder Chemotherapie wieder an derselben oder einer anderen Stelle im Körper auftreten können.

Die meisten Patienten wissen nicht, daß auch „gutartige" Tumore, insbesondere im Bereich des Kopfes, zum Tode führen können. Die Betroffenen atmen in der Regel auf, wenn sie erfahren, daß sie „nur" einen gutartigen Tumor haben, und denken, damit sei auch die biologische Behandlung wesentlich einfacher. Leider ist das ein Trugschluß, da sich die gutartigen Tumore einer Behandlung mit Enderlein-Präparaten häufig widersetzen. Man kann dem Patienten nur raten, sich möglichst schnell einer Operation oder Bestrahlung zu unterziehen, damit das Wachstum der Geschwulst gestoppt oder diese unter Umständen noch zurückgebildet werden kann. Die Ursachen für gutartige Geschwülste sind unbekannt, und Hypothesen gibt es viele, doch mancher Behandlungsversuch ist bis heute gescheitert.

Anders verhält es sich mit den bösartigen Tumoren, kurz dem Krebs. Die biologische Behandlung mit den Enderlein-Mitteln, die als „Speerspitze" in der biologischen Therapie eingesetzt werden, verläuft in sehr vielen Fällen erfolgreich – allerdings häufig nur unter der Voraussetzung, daß sich der Patient vorher noch keiner Operation, Bestrahlung oder chemotherapeutischen Behandlung unterzogen hat.

In besonders gelagerten Fällen kann auch hier eine Operation erforderlich sein, aber nur in Verbindung mit einer biologischen Behandlung, um eine neuerliche Ausbreitung des Krebses im Organismus zu verhindern.

Theoretische Ansätze zur Erklärung der Krebserkrankungen

Bisher ging die Schulmedizin davon aus, in der Krebsgeschwulst selbst den Sitz der Erkrankung zu suchen: einen lokal begrenzten und zentralen Krankheitsherd. Alle Neubildungen in Form von Metastasen nehmen ihren Ausgang von dieser Muttergeschwulst und manifestieren sich in Gewebeentartungen, in einem unkontrollierten Zellwachstum. Entsprechend setzt die Therapie an: Man muß, will man dem Kranken helfen, den oder die bösartigen (malignen) Tumore entfernen.

Zuerst wurde nur operiert, dann die Methoden verfeinert, die Radiumbestrahlung entwickelt, und schließlich wurden auch noch aggressive Chemikalien (Chemotherapie) gegen die Krebstumore eingesetzt. Vielfach scheint ein solches Vorgehen auch Erfolg zu haben, doch die Nachteile dieser Behandlungsmethoden zeigen sich erst später: Die Tumore erscheinen oft wieder, häufig erst nach vielen Jahren, und die Kranken sterben trotz aller Behandlungsmaßnahmen unter qualvollen Schmerzen. Im Prinzip wird dieses Behandlungsschema schon seit etwa einhundert Jahren angewandt – mit dem alleinigen Anspruch einer wissenschaftlich gesicherten Therapie. Dies muß um so mehr erstaunen, als man nach derart langen, erfolglosen Bemühungen, den Krebs zu besiegen, offenbar nie daran gedacht hat, das Konzept der lokalen Geschwulsterkrankung und -behandlung in Frage zu stellen. Andere Denkansätze wurden nicht ernsthaft erörtert.

Außer Günther Enderlein, der sich in der Abhandlung „Akmon“ (siehe Literaturverzeichnis) eingehendst mit dem Krebsproblem beschäftigte, waren es noch viele andere angesehene Ärzte und Wissenschaftler, die sich kritisch mit der Theorie der lokalen Tumorentstehung auseinandersetzten und andere Behandlungskonzepte vorschlugen – Stimmen, die allerdings gegen die „offizielle Meinung“ nie richtig in das Bewußtsein der Öffentlichkeit vordringen konnten. Langsam vollzieht sich nun ein Wandel im Bewußtsein der breiten Öffentlichkeit. Viele fühlen instinktiv und manch einer erkennt, daß der Weg der radikalen Apparatemedizin in eine Sackgasse geführt hat.

Ohne eine völlige Änderung des wissenschaftlichen Denkansatzes ist eine erfolgreiche Bekämpfung der vielfältigen Krebserkrankungen nicht möglich. Daß der Weg einer alleinigen lokalen Tumorbehandlung nicht zum Erfolg führen kann, wird verständlich, wenn man die zyklogenetischen Veränderungen im Bereich der Mikrobiologie berücksichtigt. Ein völliges Umdenken ist notwendig: weg vom eindimensionalen Denkansatz – alleiniger Krankheitsherd ist die Geschwulst – hin zum dreidimensionalen Denken: die Geschwulst ist die örtliche Erscheinung einer Summe von Regulationsstörungen im menschlichen Organismus, die sowohl physischer als auch psychischer Natur sein können.

Methoden der Krebsbehandlung in der Naturheilkunde

Zahlreiche Behandlungsversuche der bösartigen Geschwulsterkrankungen mit den Mitteln der Naturheilkunde sind schon unternommen worden, doch zumeist nicht erfolgreich verlaufen. Entscheidend für dieses Ergebnis sind, genauso wie in der Schulmedizin, die unbekannten Entstehungsprozesse der Geschwülste. Eine Gruppe innerhalb der Naturmedizin war der Meinung, daß die Geschwulstbildung auf fehlerhafte Ernährung zurückzuführen sei und versuchte daher, den Krebs durch eine entsprechende Diät „auszuhungern", also ihm den Wachstumsboden zu entziehen. Hin und wieder ließen sich hier zwar Erfolge verzeichnen, doch auch hier sind der Behandlung in der Regel Grenzen gesetzt.

Inzwischen scheinen diese Therapieansätze in ihrer Einseitigkeit ein immer schmaler werdendes Spektrum zuverlässiger Heilung abzudecken. Es stellt sich mit Recht die Frage nach der Repräsentativität dieser Teilerfolge. Der Möglichkeit eines spontanen Rückschlags müssen auch sie sich stellen – ebenso wie alle anderen punktuellen Erfolge, die, der Alternativmedizin zuzurechnen, die etablierte Wissenschaft in Frage stellen. Es kommt auch bei Krebserkrankungen zuweilen vor, daß sich eine Geschwulst ohne irgendeine Behandlung zurückbildet. Diese Art der Heilung ist jedoch äußerst selten, und man kann in keinem Fall darauf vertrauen.

Aufgrund dieser Beobachtungen gelangten einige Mediziner zu dem Schluß, daß das Immunsystem bei der Entstehung und Behandlung dieser Erkrankung eine entscheidende Rolle spielen müsse. Meiner Auffassung nach ist dieser Ansatz ein Schritt in die richtige Richtung. Die Möglichkeit, das Immunsystem mit naturheilkundlichen Methoden zu stimulieren, ist jedenfalls gegeben und läßt sich erfahrungsheilkundlich belegen. Allerdings wird durch diese Behandlungsform nur eine Art Defensivmauer errichtet, die den Feind zwar abwehrt, aber nur in wenigen Fällen wirklich besiegen kann.

Ein gutes Beispiel hierfür sind Mistelpräparate. Sie wirken sich hemmend auf die Zellteilung aus. Die Mistel ist eine Schmarotzerpflanze, die auf Bäumen wächst und sich von ihnen ernährt. Anthroposophische Ärzte, die ihre Praxis aus Erkenntnissen Rudolf Steiners ableiteten, haben daraus den Schluß gezogen, daß die Schmarotzerpflanze Mistel bildlich und geistig übertragbar auf die maligne Geschwulst beim Menschen sei. Bildlich insofern, als der Krebs der Pflanze sich mit dem Krebs beim Menschen vergleichen läßt; geistig, indem das ungehemmte Wachstum des Schmarotzers bei Pflanze und Mensch ein und denselben Ursprung im Universum hat, dessen Entstehung und Entwicklung nach geistigen Mustern verläuft.

Tatsächlich kann die Behandlung mit Mistelpräparaten gewisse Erfolge verzeichnen. Aus meinen Erfahrungen kann ich dazu sagen, daß sich bei Patienten, die mit diesem Medikament vorbehandelt waren, das Wachstum der Geschwülste verzögert und über Jahre hinziehen kann. Jedenfalls bin ich stets erfreut, wenn sich Patienten bei mir vorstellen, die ausschließlich mit Mistelpräparaten vorbehandelt waren. Diese Patienten berichten mir immer, sie hätten bemerkt, wie sich ihre Erkrankung über einen langen Zeitraum nur zögernd verschlimmert habe.

Interessanterweise deckt sich der Denkansatz der Anthroposophen vom Schmarotzertum der Geschwülste mit demjenigen von Günther Enderlein, der die parasitären Entartungen der Mikroorganismen für viele Erkrankungen, auch für den Krebs, verantwortlich gemacht hatte.

Eine andere Gruppe von Medizinern sucht die Entstehung der Krebserkrankungen ausschließlich im Bereich der Psyche anzusiedeln. Auch hier gibt es ernstzunehmende diagnostische und therapeutische Ansätze. Am weitesten sind die Versuchsreihen von Dr. Hamer* gediehen, die durch Computertomographie nachweisen wollen, daß ein plötzlich hervorgerufener psychischer Schock eine Veränderung im Gehirn bewirkt, der wiederum das Gechwulstwachstum auslöst. Hamer legt als Beweis für seine Hypothese zahlreiche Aufnahmen vor, die immer wieder deutlich Veränderungen im Gehirn von Krebskranken zeigen, die wahrscheinlich mit den Tumoren im Körper korrelieren.

Interessanterweise hat Hamer auch beobachtet, daß bei gewissen Krebserkrankungen vermehrt der Pilz Aspergillus niger und Streptokokken zu beobachten waren. Er schrieb das allerdings einem natürlichen Reparaturmechanismus zu, was aber nach den

---

* siehe Literaturverzeichnis

Erkenntnissen der pleomorphen Bakteriologie nicht der Fall sein kann. Selbst wenn die Beobachtungen Hamers auch nur teilweise zutreffen sollten, dürfte ihre Bedeutung in erster Linie in der diagnostischen Früherkennung liegen, zumal wir bis heute über kein zuverlässiges Krebsdiagnosesystem verfügen.

Hamer ist heute leider einer jener Außenseiter der Medizin, die wohl die größten Antipathien auf sich ziehen. Man ist nachdrücklich bemüht, ihn durch den Entzug seiner Approbation zum Schweigen zu bringen – bleibt nur abzuwarten, ob man auch die Sache selbst zum Schweigen bringen kann.

Hypothetische Denkansätze zur Krebsentstehung und Krebstherapie nach Enderlein

Günther Enderlein ordnet die malignen Geschwulsterkrankungen der Mucor-Zyklode* zu. Gestützt auf seine Erkenntnisse habe ich mich 1979 zum erstenmal an die Behandlung von Krebs gewagt.

Bereits meine ersten Therapieversuche deuteten darauf hin, daß bei dieser Erkrankung auch die Aspergillus-Zyklode eine wesentliche Rolle spielt Mit diesem Ansatz hatte ich schon bei den ersten Patienten erstaunliche Behandlungserfolge. Die Krebstumore verschwanden in der Regel bereits nach sieben Monaten, und die Patienten fühlten sich gesund. Plötzlich aber riß die Erfolgskette ab, und ich mußte beobachten, daß Patienten, obgleich die Geschwülste verschwanden, trotz meiner Bemühungen starben. Ich war natürlich zuerst sehr niedergeschlagen, zweifelte aber nicht an der Richtigkeit des Enderleinschen Prinzips. Ich sagte mir, daß außer der Endobiose und der Aspergillus-Belastung noch andere Faktoren eine Rolle spielen müßten und die Krebserkrankung keinen einschichtigen Verlauf haben könne.

---

* siehe „Akmon“ (Literaturverzeichnis)

Das Auffallende ist, daß bestimmte Familien besonders hart von Krebs betroffen sind, das heißt, ein Erbfaktor muß dabei eine gewisse Rolle spielen. Man kann aber nicht sagen, daß sich diese Krankheit auf direktem Weg vererbt: Es wird lediglich eine Erbanlage weitergereicht, wodurch die Entstehung der Erkrankung begünstigt wird. Träger dieser Erbanlage ist die DNS: Dort kann offenbar ein ganz spezifisches Gen den Angriffen der Mikrobe, eines Virus aus der Aspergillus-Gruppe, nicht standhalten.

Durch die Untersuchungen im Dunkelfeldmikoskop zeigte sich nämlich, daß dieser Erreger aus der Aspergillus-Gruppe stammen muß. Durch Injektionen mit Nigersan in Verbindung mit spezifischen Katalysatoren und unter Beifügung einer Trägersubstanz sind die Tumore verschwunden.

Jetzt aber blieb noch eine andere Frage offen: Warum verschwand bei dem einen Patienten die Geschwulst und die Krankheit heilte aus, während bei einem anderen die Geschwulst ebenfalls verschwand, doch trotzdem keine Heilung eintrat? Hier halfen mir Beobachtungen weiter, die schon seit Jahrzehnten bei operativen Eingriffen in das Krebsgeschehen gemacht worden waren. Man hatte nämlich festgestellt, daß es Patienten gab, die nach dem Eingriff noch viele Jahre lebten – einzelne bis zu zwanzig Jahren –, während andere bereits drei Monate, nachdem der Krebs sich explosionsartig im ganzen Körper ausbreitete, gestorben waren. Das konnte unmöglich nur an der unterschiedlichen Zellstruktur der Geschwülste liegen; meiner Meinung nach müssen hier toxische Vorgänge im Spiel gewesen sein.

Ein simpler Vergleich: Es gibt Giftmülldeponien, die wenig aggressives Gift enthalten, und es gibt solche, die mit aggressivem Gift geradezu überladen sind. Dies läßt sich auch auf die Tumore übertragen: Bei der operativen Entfernung von Tumoren, die mit Toxinen gesättigt sind, besteht die Gefahr, daß sich mit großer Schnelligkeit die Gifte im Körper ausbreiten. Die Ausscheidungsorgane sind dann überfordert. Es können sich infolge der

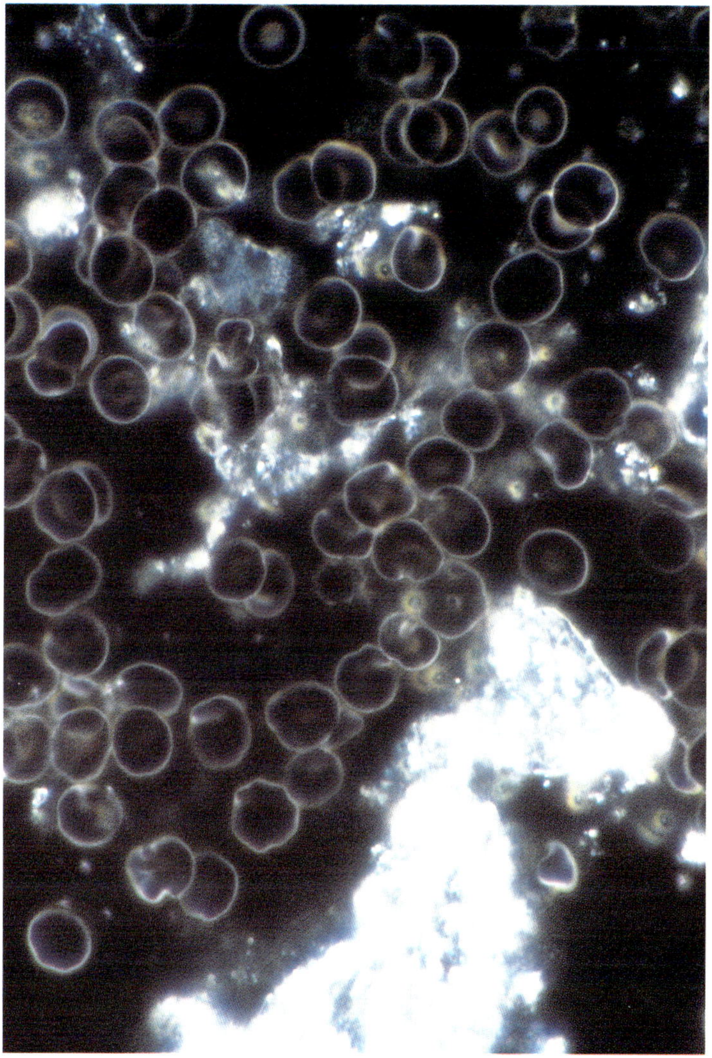

Abb. 11 a: Krankheitsbild: Morbus Bechterew, männlicher Patient

Auflösung eines Mucor-Symplasten (rechte untere Bildhälfte) unter Bildung grobkörniger granulöser Abwehrkörper. Fortgeschrittenes, schweres Krankheitsbild.

(Diese und folgende Aufnahmen: Zeiss-Axioskop mit Dunkelfeldkondensator und angeschlossener Nikon-Kleinbildkamera; Vergrößerung 1 : 1300.)

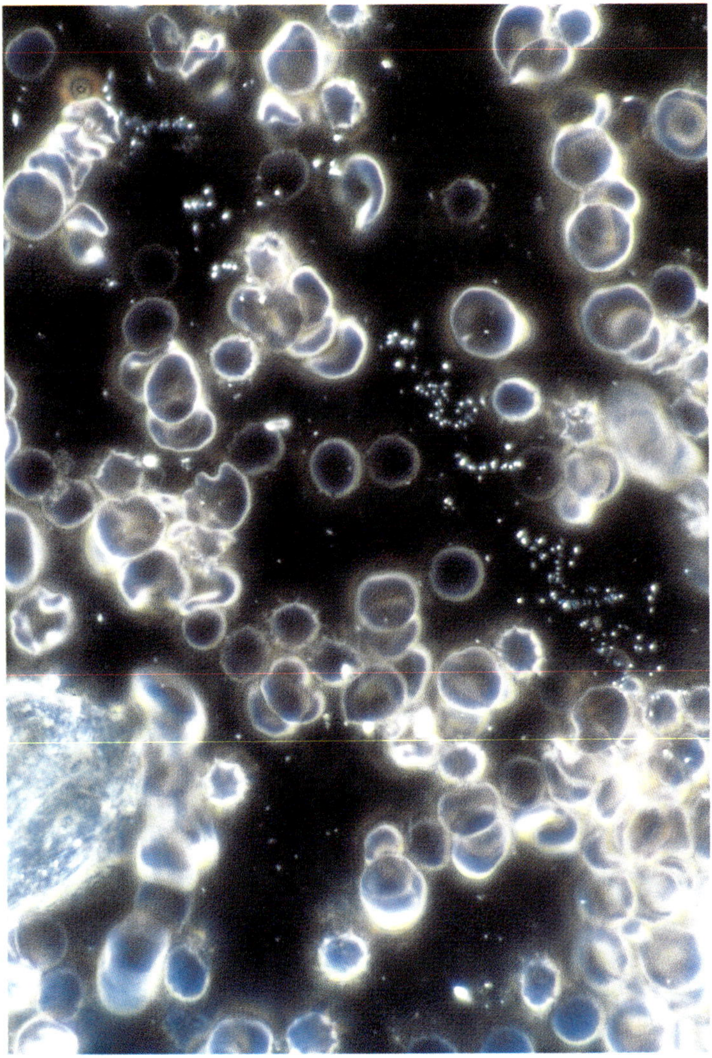

Abb. 11 b: Krankheitsbild: Morbus Bechterew, männlicher Patient

Starke Aspergillus-Belastung mit gleichzeitigem Befall des Blutes durch Erreger aus der Mucor-Zyklode (deformierte Erythrozyten).

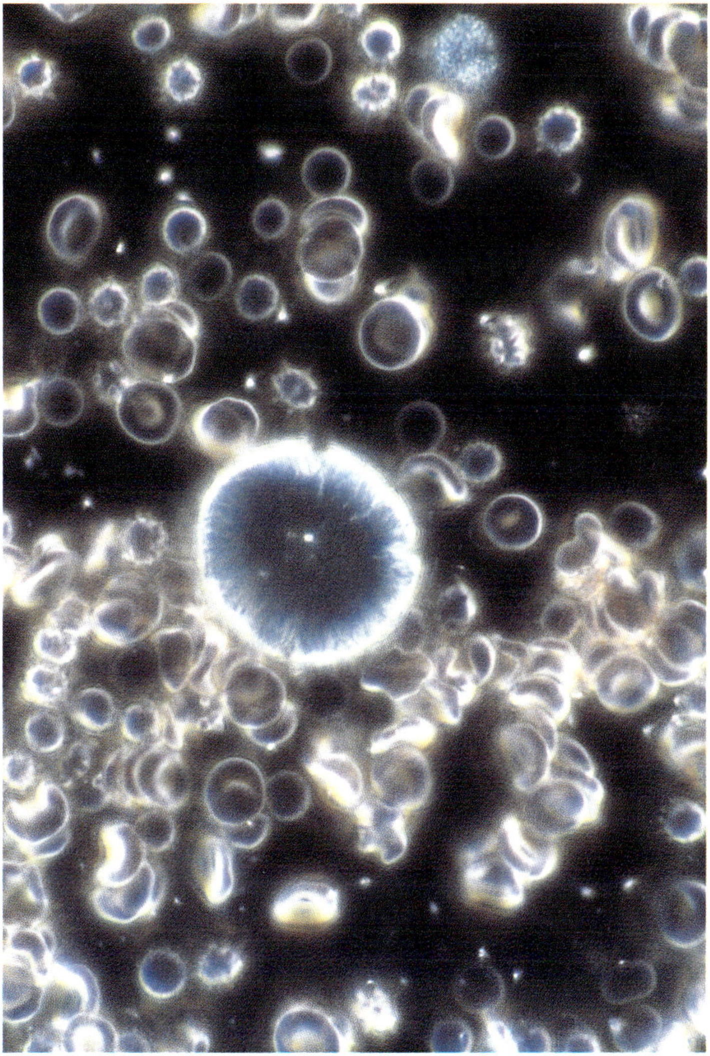

Abb. 11 c: Krankheitsbild: Morbus Bechterew, männlicher Patient

Zusätzliche akute Blasenentzündung; das schwarz-kristalline Gebilde in der Mitte des Bildes deutet auf einen Erreger-Befall aus der Aspergillus-Zyklode im Urogenitaltrakt hin, insbesondere im Bereich der Nieren.

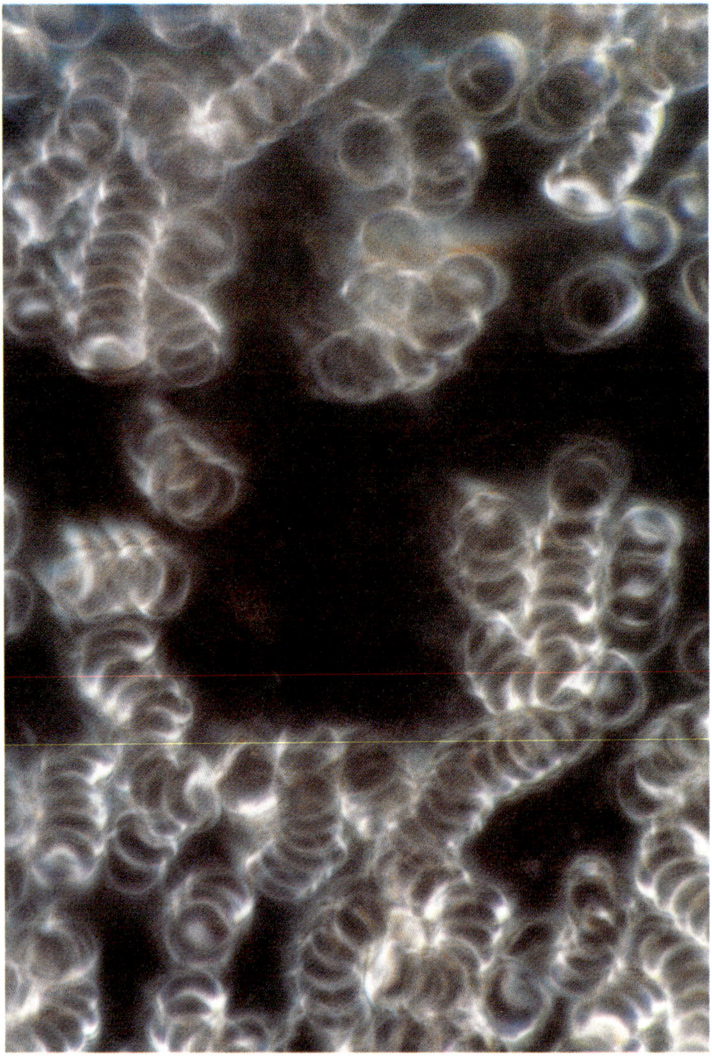

Abb. 12 a: Krankheitsbild: venöse Thrombosen, Zustand nach einer Lungenembolie, männlicher Patient.

Der Patient steht unter einem Medikament, das die Blutgerinnung verhindert. Deutlich sichtbar: stark deformierte Erythrozyten, die sich trotz des Medikaments zusammenballen mit der Folge einer erneuten Thrombosegefahr.

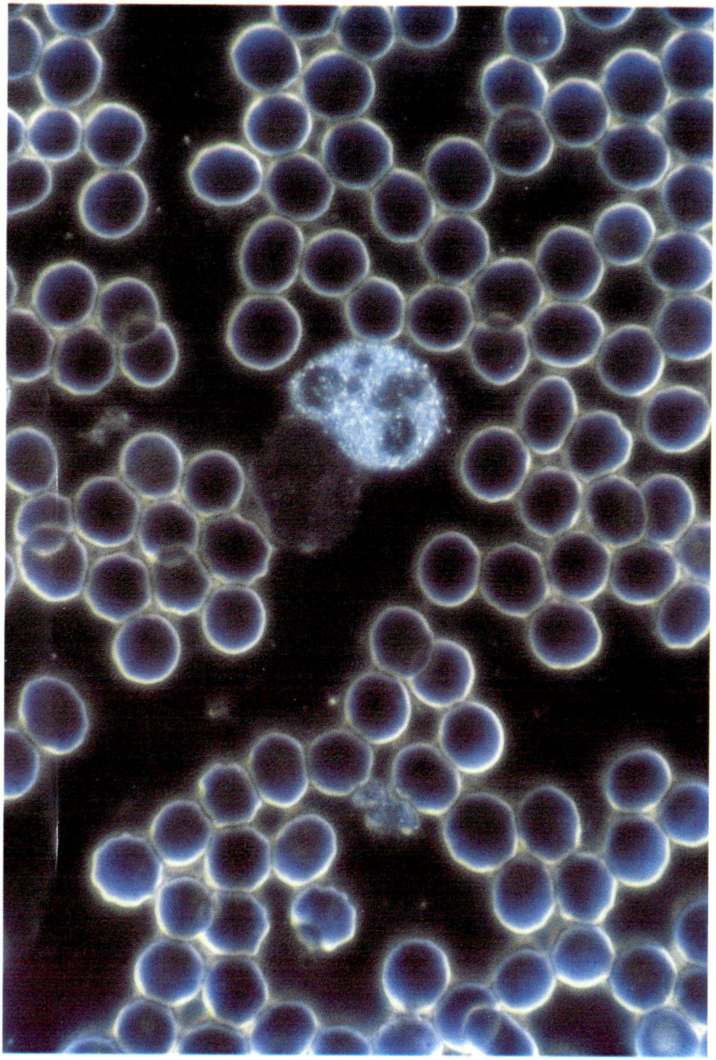

Abb. 12 b: Krankheitsbild: venöse Thrombosen, Zustand nach einer Lungenembolie, männlicher Patient.

Patient steht noch unter der Wirkung des gerinnungshemmenden Medikaments und wurde gleichzeitig mit Enderlein-Medikamenten behandelt. Die Erythrozyten weisen noch starke Schädigungen auf. Ein sich nur allmählich besserndes Blutbild mit langsamer Abnahme der Thrombosebildung und damit der Emboliegefahr. Bildmitte: deutlich sichtbar ein Leukozyt.

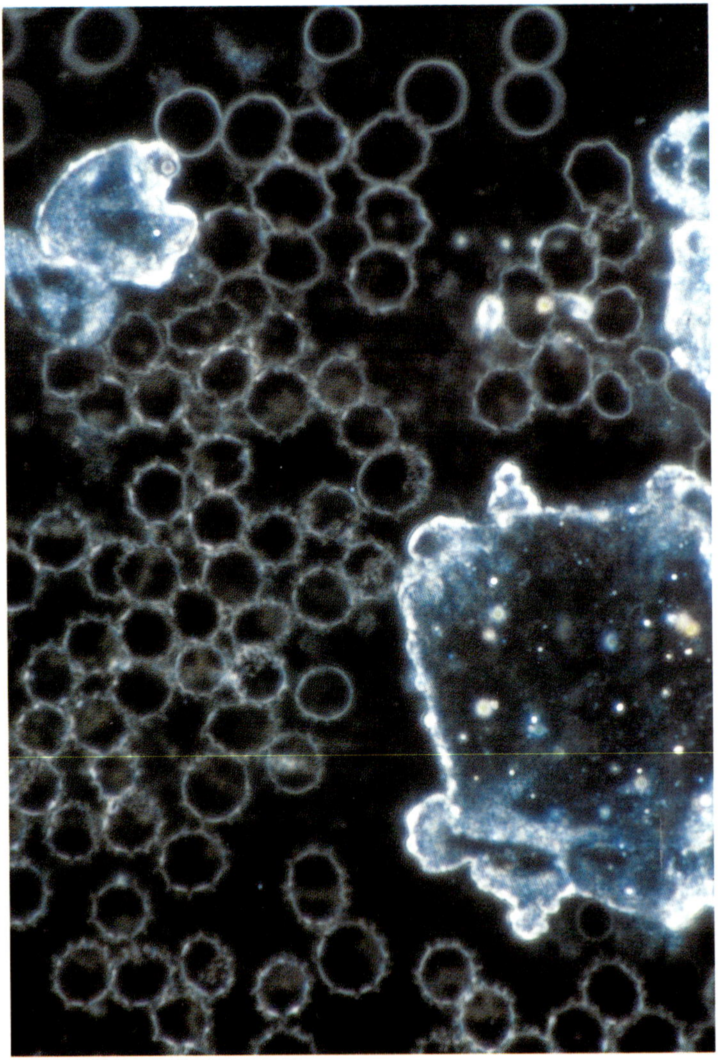

Abb. 13 a: Krankheitsbild: Pankreas-Karzinom, männlicher Patient

Starker Befall der Erythrozyten („Zahnräder") und eine starke Belastung des Blutes mit Aspergillus-Symplasten.

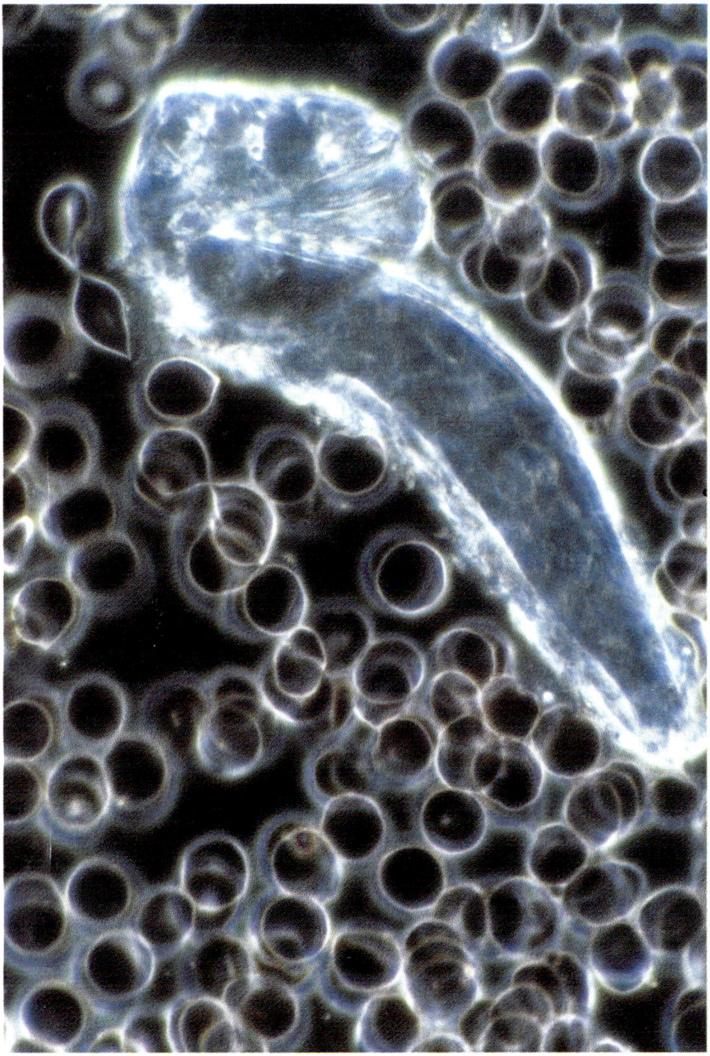

Abb. 13 b: Krankheitsbild: Pankreas-Karzinom, männlicher Patient

Charakteristische Deformationen der Erythrozyten (Tropfenform) bei Belastung der Leber. Zusätzlich riesiger Aspergillus-Symplast mit Einschlüssen aus Lebergewebe. Beide Phänomene deuten auf eine mögliche Funktionsstörung der Leber hin.

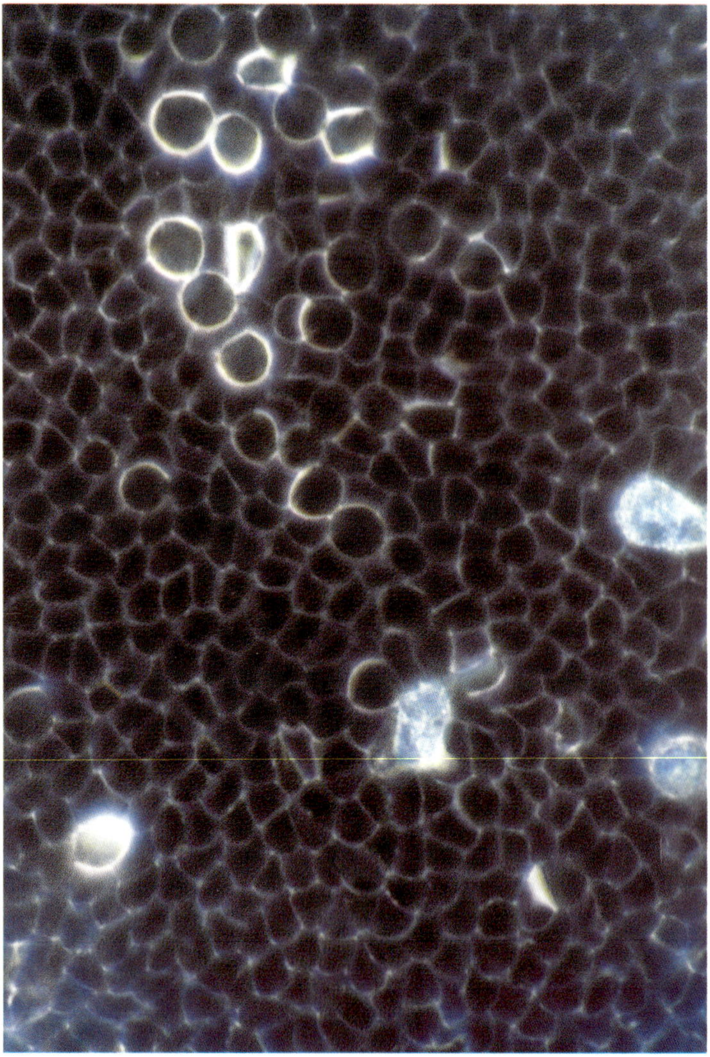

Abb. 13 c: Krankheitsbild: Pankreas-Karzinom, männlicher Patient

Starke Thrombenbildung duch abgestorbene Erythrozyten mit Einschlüssen einzelner noch funktionsfähiger Erythrozyten. In diesem Stadium sehr schlechte Prognose.

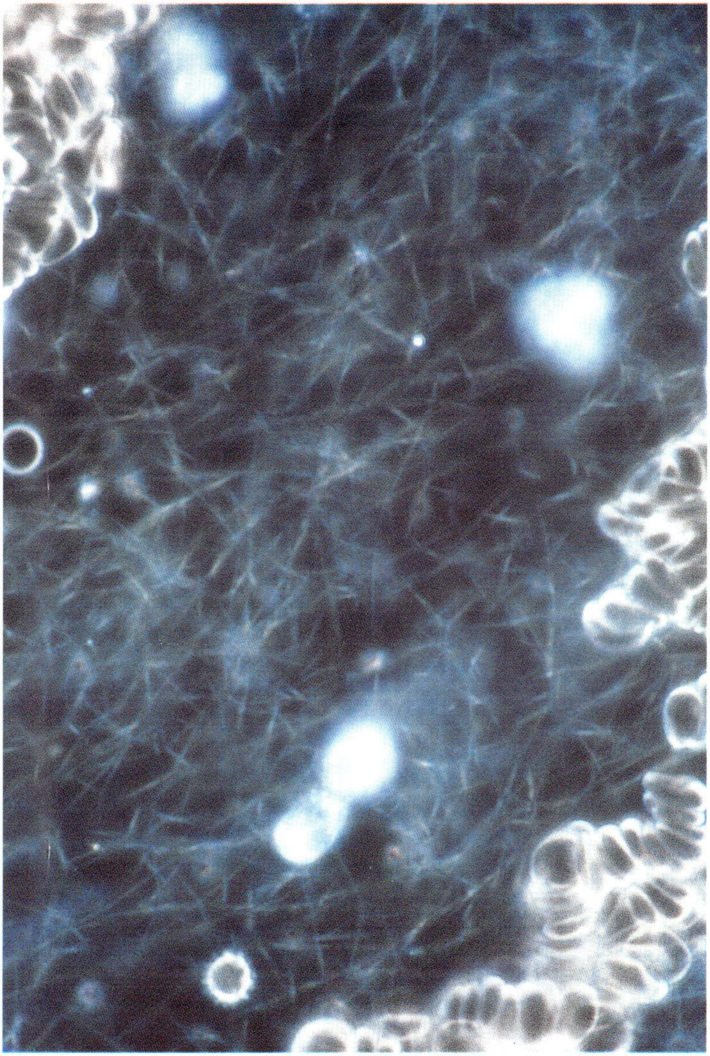

Abb. 14: Krankheitsbild: Bronchial-Karzinom (Endstadium), männlicher Patient

Stärkste Filitbildung mit nahezu völliger Einschränkung der Bewegungsfähigkeit der Erythrozyten bis hin zur Sklerose. Allerschwerstes Krankheitsbild, sehr schlechte Prognose.

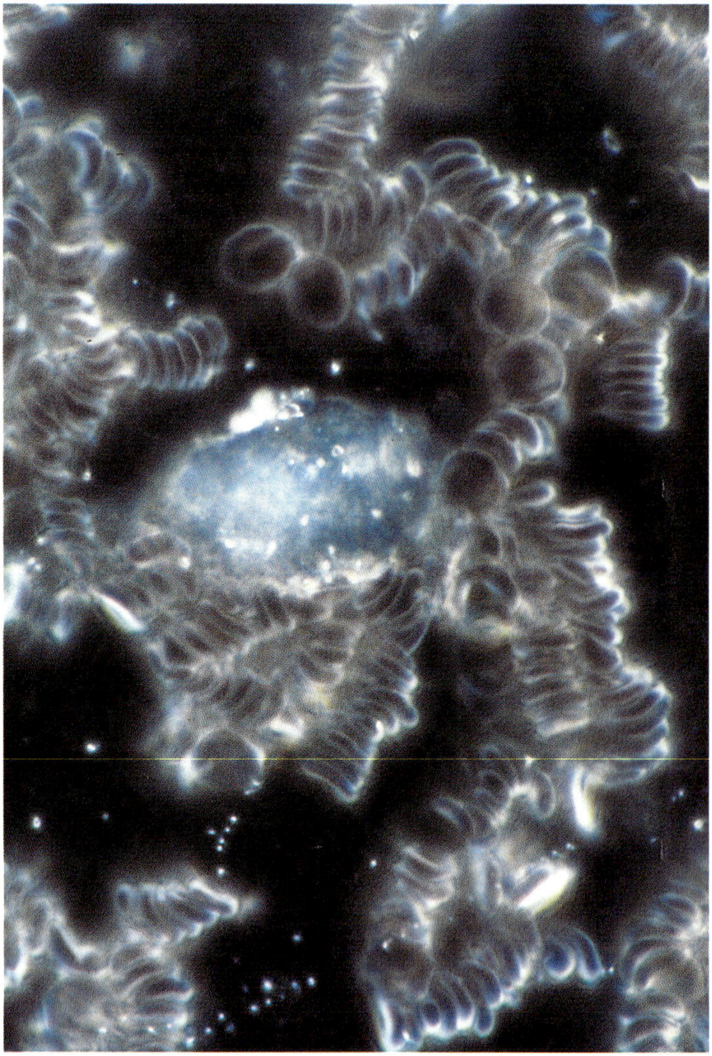

Abb. 15 a: Krankheitsbild: Über Jahre indifferent, bakterieller und viraler Befall durch Erreger aus der Mucor- und der Aspergillus-Zyklode. Durch ein ständiges Hin- und Herpendeln zwischen den Zykloden treten zeitweise auch pathogene Formen der Penicillium notatum-Zyklode auf.
Starke „Geldrollenbildung" der Erythrozyten mit der Folge von Durchblutungsstörungen. In der Bildmitte ein Misch-Symplast.

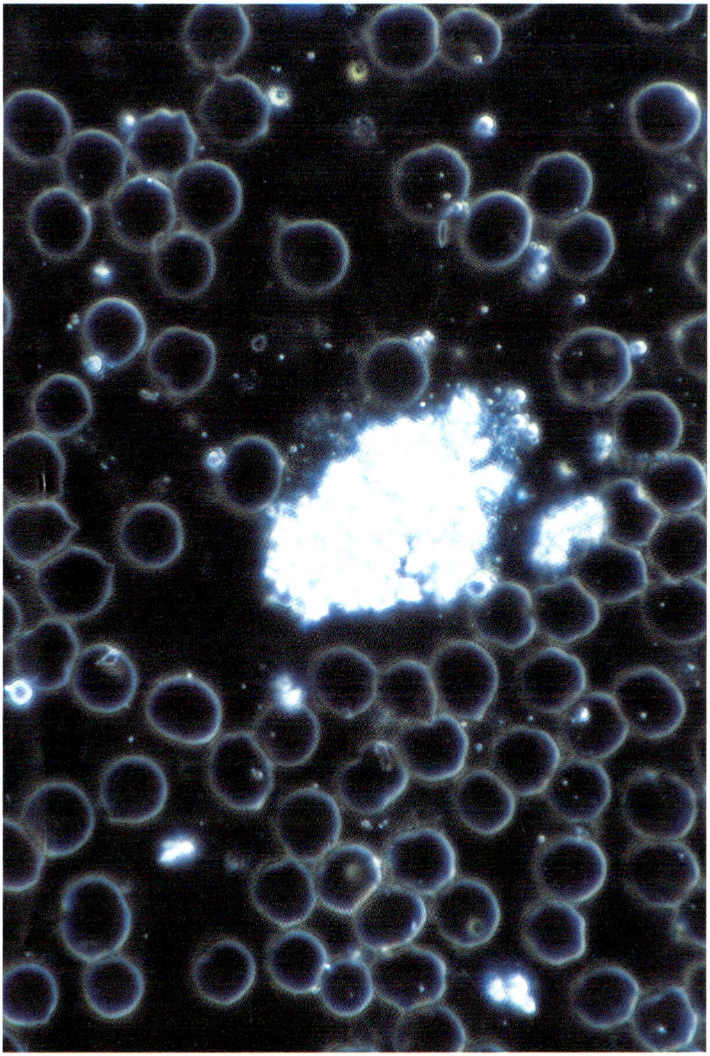

Abb. 15 b (Krankheitsbild wie 15 a):

Helles Gebilde: Pseudo-Eiweißkristalle, mit einem deutlichen Hinweis auf eine Nierenbelastung oder auf eine bereits einsetzende Nierenfunktionsstörung.

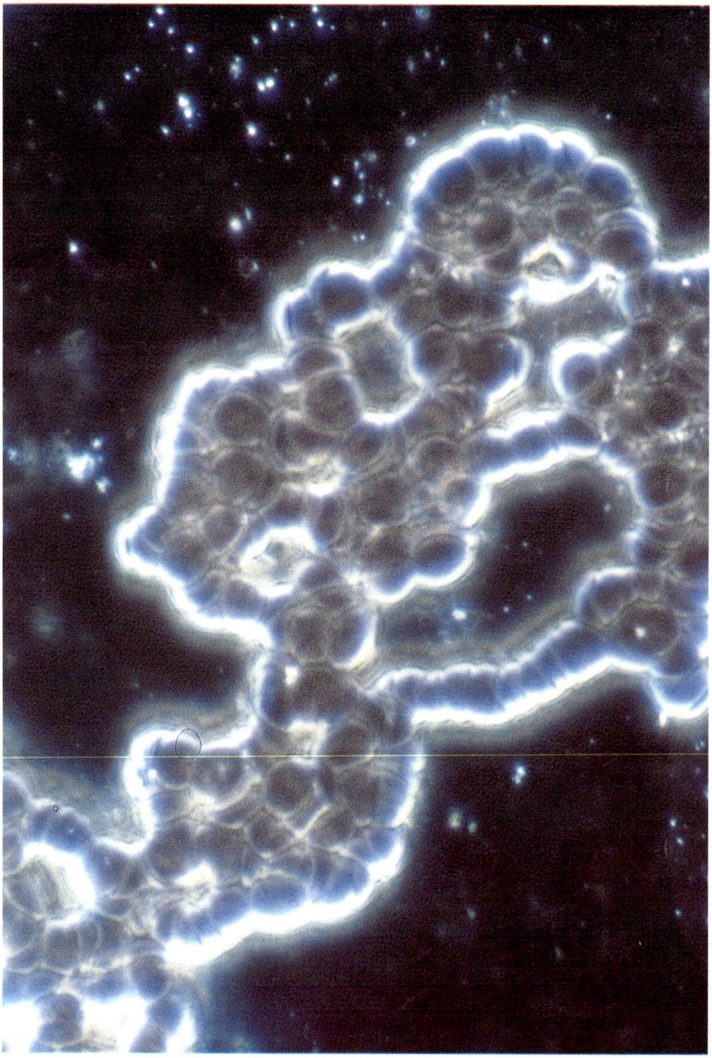

Abb. 16: Krankheitsbild: Ständiger Wechsel zwischen Neurodermitis und Asthma, weibliche Patientin

Starke Zusammenballung der Erythrozyten mit der Folge von Durchblutungsstörungen und einer verminderten Leistung der Ausscheidungsorgane.

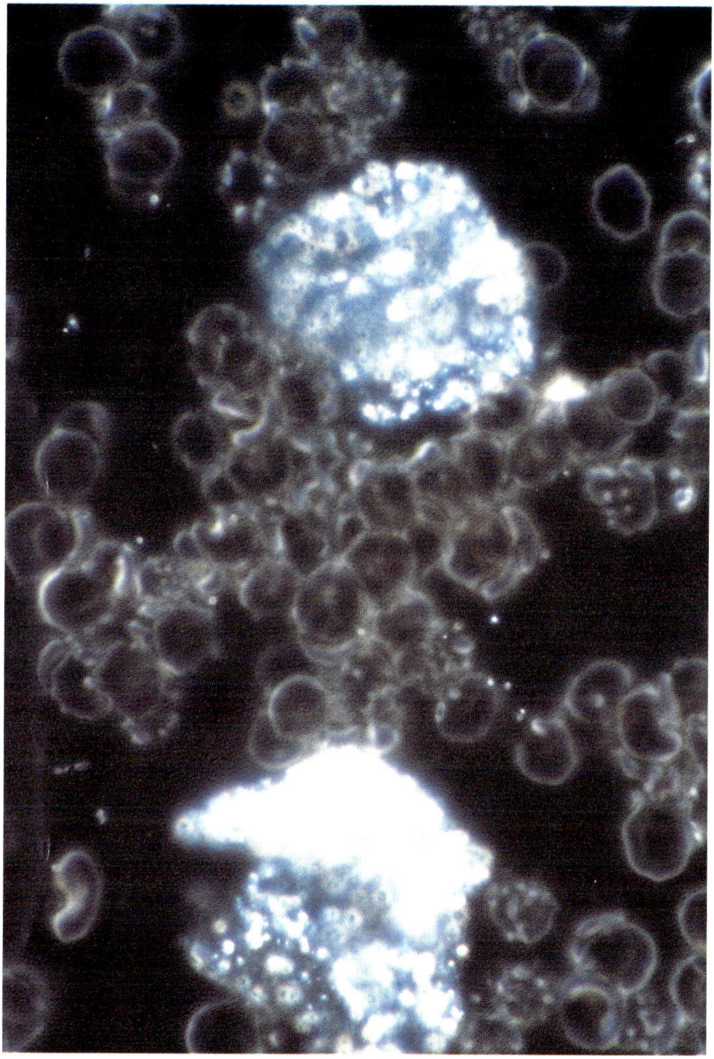

Abb. 17: Krankheitsbild: Morbus Hodgkin im Endstadium, männlicher Patient

Sehr starker Befall und Deformation der Erythrozyten. Darüber hinaus zeigen sich auflösende lymphatische Kristalle mit der Folge einer rapide sinkenden Immunabwehr.

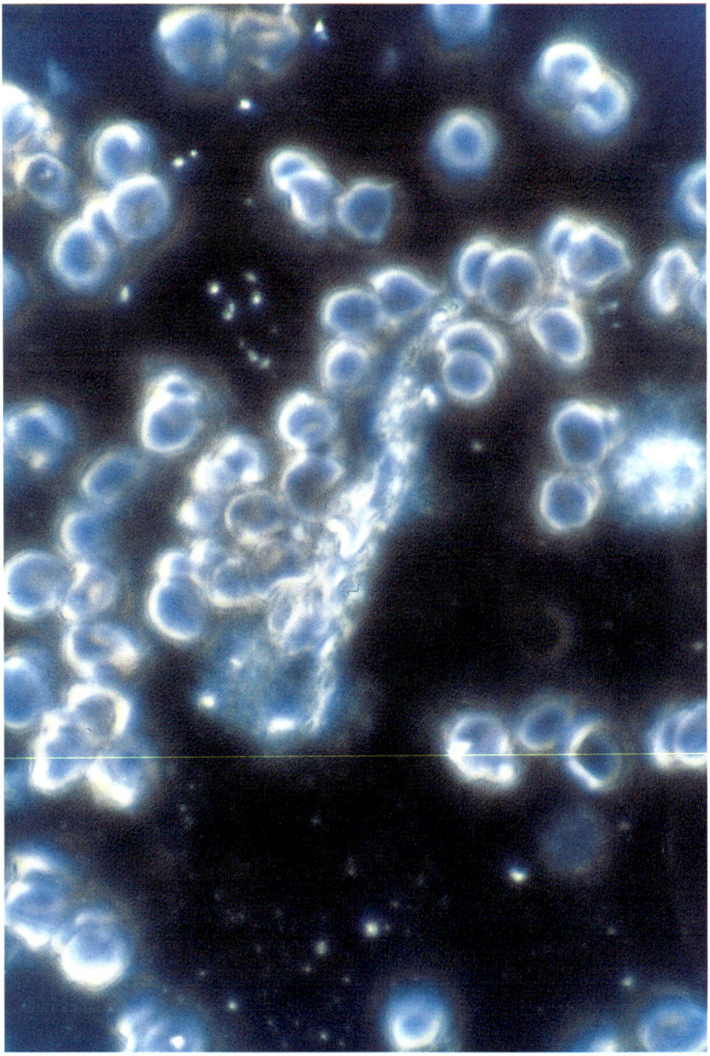

Abb. 18 a: Krankheitsbild: Rheumatische Gelenkbeschwerden mit Beteiligung der Nieren, männlicher Patient

Stark deformierte und zusammengeballte Erythrozyten. In der Bildmitte ein länglicher Aspergillus-Symplast. Mittelschweres Krankheitsbild.

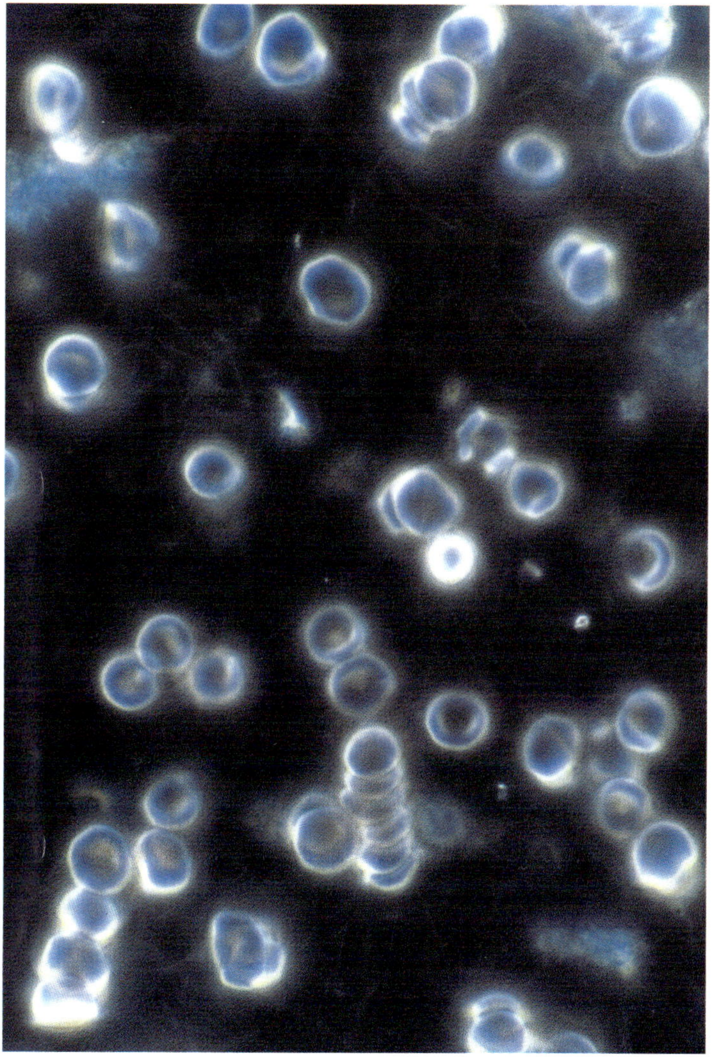

Abb. 18 b: Krankheitsbild: Rheumatische Gelenkbeschwerden mit Beteiligung der Nieren, männlicher Patient

Nach weiterer Behandlung mit den Enderlein-Präparaten ein sich deutlich verringernder Befall des Blutes. Übergang der Erreger in niedere, teilweise schon apathogene Formen. Voranschreiten des Heilungsprozesses. Gute Prognose.

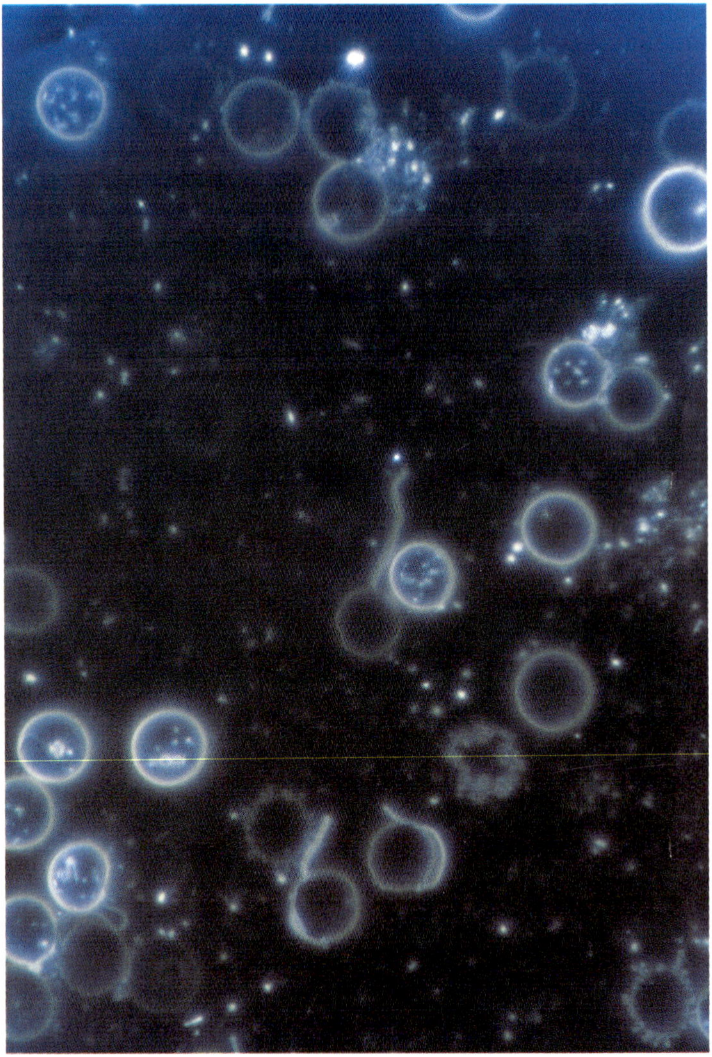

Abb. 18 c: Krankheitsbild: Rheumatische Gelenkbeschwerden mit Beteiligung der Nieren, männlicher Patient

Endobiontischer Befall der Erythrozyten, teilweise mit schlauchförmigen Ausstülpungen (Bakterienstäbchen). Beginnende Freisetzung der ursprünglich blockierten Erreger. Übergang aus der chronischen in die akute Erkrankung durch die Wirkung der eingesetzten Enderlein-Medikamente. Auflösung der Blockaden (Mochlose) und Einleitung des Heilungsprozesses.

Fehlinformation des aspergillusgeschädigten Gens neue Tumore bilden, die Metastasen. Auf diese Weise lassen sich auch einige Phänomene erklären, an denen ich lange Zeit herumgerätselt habe:

1. Die Patienten starben trotz Auflösung der Tumore an einer Unterfunktion (Insuffizienz) der Ausscheidungsorgane, das heißt, die Abbauprodukte konnten nicht genügend ausgeschieden werden.

2. Erfolge, die durch eine bestimmte Diät erzielt wurden, beruhen wahrscheinlich auf der Umstimmung des Milieus und der verminderten Toxinbildung bei der Nahrungsaufnahme. Gleichzeitig sind die Ausscheidungsorgane noch teilfunktionsfähig.

3. Erfolge, die sich durch Stimulierung des Immunsystems einstellen, sind das Ergebnis der körpereigenen Abwehr gegenüber dem Erreger, während die Ausscheidungsorgane gleichzeitig voll funktionsfähig sind.

Nach diesen Vorüberlegungen läßt sich eine erste Hypothese der Krebsentstehung formulieren: Pathogene Formen der Aspergillus niger-Zyklode breiten sich vermehrt im Körper aus und rufen unterschwellig Krankheitserscheinungen hervor, die mit vermehrter Toxinbildung einhergehen. Die Ausscheidungsorgane sind nicht mehr oder nur noch teilweise dazu fähig, die Giftstoffe aus dem Körper zu beseitigen. Gleichzeitig beeinflussen Erreger aus der Aspergillus-Zyklode, die in Form von Viren in die Zelle eingedrungen sind und dort als Parasiten leben, das erbanfällige Gen innerhalb der DNS. Dieses steuert nun in einer somit fehlgeleiteten Abwehrreaktion die Bildung von Tumoren, die in sich Giftstoffe und pathogene Wuchsformen sammeln und dadurch die Zellstruktur beeinflussen.

Die Entstehung der Krebserkrankung findet also auf verschiedenen Ebenen statt. Folglich muß auch eine Therapie auf verschiedenen Ebenen ansetzen und sich sehr individuell dem erkrankten Organismus anpassen.

Ein Therapieansatz zur Behandlung der verschiedenen Krebsleiden

Wenn ich weiter oben vor allem die Entstehung der malignen Tumore durch die Parasiten aus der Aspergillus-Zyklode beschrieben habe, so bleibt noch nachzutragen, daß gewöhnlich auch verschiedene Blutkrankheiten, zum Beispiel die Leukämie, den Krebs-erkrankungen zugeordnet werden. Auf die Enderlein-Therapie ist dieses Ordnungsschema nicht übertragbar, da es sich bei den sogenannten Blutkrebserkrankungen zumeist um eine Erkrankung des roten Knochenmarks handelt. Hierfür sind in erster Linie Erreger aus der Mucor racemosus-Zyklode verantwortlich (vgl. dazu Kap. III).

Im übrigen sollte man sich davor hüten, die Abgrenzung der verschiedenen Erregerformenkreise (Zykloden) zu schematisch vorzunehmen. Die unterschiedlichen geschlechtlichen und ungeschlechtlichen Vermehrungsarten der zahlreichen Wuchsformen der Zykloden in die höhere Valenz erlauben keine scharfe und schematische Trennung. Mit dem Wunsch nach einer exakten Abgrenzung landet man unweigerlich in der gleichen Sackgasse, in der auch ein unangemessener Spezialisierungstrend der herkömmlichen Medizin enden muß.

Bei der Behandlung von Krebs sollte man sich zunächst fragen, ob es überhaupt ratsam ist, als ersten Schritt den Tumor beseitigen zu wollen. Dazu bedarf es einer gründlichen Diagnose. Es gibt Patienten, die noch in einem so guten gesundheitlichen Zustand sind, daß man unbedingt mit der Behandlung zur Rückbildung des Tumors beginnen sollte. Andere befinden sich dagegen in einer so schlechten Verfassung, daß man eine Vorbehandlung durchführen muß, wenn man überhaupt noch eine Chance haben will. In jedem Fall muß nach einem Infektionsherd gesucht werden, also nach einem chronischen Belastungszustand. Wie schon angedeutet, stellen die Tumore Giftansammlungen dar, die der Körper infolge einer genetischen Fehlinformation gebildet hat. Es ist daher vordringlich, alle Lokalinfektionen auszuschalten, die zur Ausschüttung von Toxinen führen können, um dem Organismus mitsamt dem Immunsystem die Möglichkeit zu geben, sich nun ganz auf den Abbau der Krebsgeschwülste zu konzentrieren.

Wichtig ist ferner, die Funktionsfähigkeit der Ausscheidungsorgane – Leber, Niere, Haut, Darm und Lungen – laufend und sorgfältigst zu kontrollieren und gegebenenfalls zu unterstützen. Der Behandler wird dabei häufig feststellen, daß jedes Individuum einen anderen Schwerpunkt im Bereich seiner Ausscheidungsorgane hat. Auch das will berücksichtigt sein. Niemals ist Krebs gleich Krebs, weshalb auch jede Krebstherapie ihren jeweils eigenen, dem einzelnen Menschen angepaßten Weg suchen muß.

Die indirekte Vererbung von Krebserkrankungen

Die Vermutung, daß Krebs, wenigstens indirekt, auch erbliche Ursachen haben kann, demonstriert der folgende Fall:

Das Ehepaar F. hat eine Tochter, auf die sich die Erbveranlagung der Mutter scheinbar übertragen hat. Diese Tochter, geboren 1958, wurde nach Auskunft der Eltern bereits in jungen Jahren wegen einer Krebsgeschwulst am Dünndarm operiert; infolge eines Darmverschlusses (Ileus) waren circa 30 cm des Darmes entfernt worden. Gleichwohl waren sich die Ärzte nicht sicher, den ganzen Tumor entfernt zu haben, und wiesen die Eltern darauf hin, daß sich der Vorgang wiederholen könne. In ihrer Sorge brachten die Eltern ihre Tochter daher regelmäßig in meine Praxis mit.

Aufgrund meiner Untersuchungen war im Blutdunkelfeld in der Tat eine Aspergillus-Belastung zu erkennen, ebenso latent auch eine

Endobiose. Vorsorglich ließ das Ehepaar seiner Tochter einige Injektionen geben, die aber die unterschwellig immer wieder auftretenden Magen-Darm-Probleme nicht beseitigen konnten.

Eines Tages erreichte mich in meiner Praxis ein alarmierender Anruf von Herrn F., der mir mitteilte, seiner Tochter drohe ein erneuter Darmverschluß und sie winde sich in Krämpfen. Ich schlug Herrn F. vor, sofort eine Notoperation in einer Klinik vornehmen zu lassen. Darauf erklärte mir Herr F. jedoch, daß seine Tochter diesen Eingriff verweigere, sich aber so schnell wie möglich von mir behandeln lassen wolle; denn sie habe immer den Fall ihrer Mutter vor Augen, deren Tumor im Steißbein ja auch schnell verschwunden sei.

Notgedrungen willigte ich ein, doch nur unter der Bedingung, daß spätestens zwölf Stunden nach meiner Behandlung die Passage wieder offen sein müsse. Wenn nicht, sei eine Operation nicht länger aufzuschieben. Dem stimmte Herr F. zu.

Vater, Mutter und Tochter kamen gegen zwanzig Uhr abends angereist. Die Tochter befand sich in einem erbärmlichen Zustand: Sie zitterte am ganzen Körper, wand sich in Krämpfen und berichtete mir stockend, daß sich zu allem Überfluß und mit großer Geschwindigkeit auch noch eine tischtennisballgroße Hämorrhoide gebildet habe.

Diese Hämorrhoide behandelte ich zuerst. Es war höchste Eile geboten, deshalb wählte ich notgedrungen die niedrigste Potenz des Mucor racemosus, das ist D 5. Ich injizierte 1 ml davon direkt in die Hämorrhoide. Der Druck ließ unmittelbar nach der Injektion nach, und die Hämorrhoide begann zu schrumpfen.

Danach kümmerte ich mich um den drohenden Darmverschluß. Obwohl ich wußte, daß diese Injektion bei der Patientin unweigerlich starke Reaktionen hervorrufen würde, injizierte ich ihr 1 ml Aspergillus niger D 5, gemischt mit 1 ml CAMP D 30 intravenös. Sollte jetzt nach spätestens zwölf Stunden eine positive Reaktion ausbleiben, mußte operiert werden. Mit allem Nachdruck wies ich noch einmal auf die akute Gefahr hin.

Am anderen Morgen rief mich Herr F. an. Seine Tochter habe noch während der Rückfahrt starke Reaktionen gezeigt. Zu Hause angekommen, hätten diese angehalten. Kurz nach Mitternacht seien sie dann verschwunden – so schnell, wie sie gekommen waren. Danach sei die Darmpassage frei gewesen, es habe eine eruptive Entleerung stattgefunden. Die Hämorrhoide sei völlig verschwunden. Seine Tochter habe keinerlei Beschwerden mehr.

Seitdem kommt die junge Dame von Zeit zu Zeit immer wieder in unsere Praxis. Sporadisch hat sie noch einige Beschwerden mit ihrem Verdauungstrakt, besonders nach nervlicher Überlastung. Ganz dürften diese auch nicht verschwinden, da das Narbengewebe am operierten Darmabschnitt gerade bei nervlich empfindlichen Personen schon auf minimale Reize reagiert.

Für eine Krebserkrankung gab es jedoch bis heute keine Anzeichen mehr.

FALLBEISPIELE DER KREBSBEHANDLUNG

Der Brustdrüsenkrebs (Mamma-Karzinom)

Eine häufig vorkommende Geschwulsterkrankung ist der Brustdrüsenkrebs der Frau. Mit dieser Indikation sind in unserer Praxis schon einige Dutzend Patientinnen therapiert worden – mit wechselndem Erfolg. Nicht vorbehandelte Patientinnen haben dabei die größeren Aussichten auf eine Heilung. Die allzu häufig vorgenommene Totaloperation hat oft eine flächenmäßige Ausbreitung des Krebses zur Folge, der zuletzt die Lunge befallen kann. Dann besteht kaum noch eine Chance, der Erkrankung Herr zu werden. Auch sollte, wenn man sich für den biologischen Behandlungsweg entscheidet, möglichst frühzeitig damit begonnen werden, da bei fortgeschrittener Erkrankung der endobiontische Befall des Organismus so massiv geworden ist, daß eine biologische Rückbildung der Erreger in niedere, nichtpathologische Formen schwer oder gar nicht mehr möglich ist.

Die Erfolgsquote bei nicht vorbehandelten Patientinnen liegt in meiner Praxis bei circa 90 Prozent – bewußt mit allem Vorbehalt gesagt, da es sich dabei naturgemäß um eine kleinere ausgewählte Gruppe handelt. Es wäre daher unbedingt erforderlich, die Zahl der Patientinnen, die mit dieser Therapie behandelt werden, zu erhöhen, um den Erfolg im kleinen Rahmen auf größere Patientengruppen übertragen zu können. Dies würde jedoch eine Einbeziehung von Ergebnissen der klinischen Grundlagenforschung notwendig machen.

Meiner Erfahrung nach ist eine biologische Krebsbehandlung in der Mehrzahl aller Fälle ambulant möglich. Ich würde sogar fast immer einer ambulanten Behandlung den Vorzug geben, da die Patientinnen dann nicht dem seelischen Druck durch einen Klinikaufenthalt ausgesetzt sind. Ein möglichst normaler Lebenslauf unter

Beibehaltung der alltäglichen Gewohnheiten ist die beste Voraussetzung, um auch von der psychologischen Seite her Grundlagen für eine Heilung zu legen.

Leider sinken dagegen bei vorbehandelten Patientinnen die Erfolgsaussichten für eine Heilung drastisch. Am günstigsten liegt die Erfolgsquote noch bei jenen Patientinnen, die nur operiert worden sind, während eine vorangegangene Strahlen- oder Chemotherapie die Chancen erheblich herabsetzt.

Die biologische Behandlung des Mamma-Karzinoms ist nicht ganz einfach. Außer der notwendigen Differenzierung der Arzneimittelgaben ist der hormonelle Zustand der Patientin zu berücksichtigen.

E.W., geboren 1948 (weiblich):

Am 23. September 1979 erschien eine junge Frau in meiner Praxis. Sie berichtete, seit etwa einem Jahr kenne sie sich nicht mehr wieder: Sie werde zunehmend schlapper und müder, nichts interessiere sie mehr. Sie liege den ganzen Tag auf der Couch. Ihr Kräfteverfall sei rapide, und sie sehe sich außerstande, ihre Familie zu versorgen. Sie habe zwar schon mehrere Ärzte konsultiert, aber niemand könne irgend etwas Ungewöhnliches bei ihr entdekken.

Mein erster Eindruck war, daß sie in gesunden Tagen von etwas kräftigerer Statur war und über eine robuste Psyche verfügte. Auffallend war, daß die Augen tief in ihre Höhlen zurückgetreten waren und stark dunkel verfärbte Ränder hatten.

Ich begann mit der Palpation (Abtasten) der Leistenlymphdrüsen, da die Patientin angab, in dieser Region ein ständiges leichtes Ziehen zu spüren. Eine der Drüsen hatte tatsächlich die Größe eines Taubeneis.

Bei der Palpation der Brüste entdeckte ich, daß diese voll von kleineren Geschwülsten waren, die auf eine Krebserkrankung hinweisen konnten. Auf meine Frage, ob sie denn nicht zur Vorsorgeuntersuchung gehe, antwortete sie nachdrücklich, daß sie dies regelmäßig tue und daß auch eine Mammographie gemacht worden sei.

Daraufhin sagte ich ihr, daß es sich bei den Knoten trotzdem um Krebstumore handeln könnte. Auf ihre Frage, was sie jetzt machen solle, riet ich ihr, sich unverzüglich von ihrem Arzt gründlich untersuchen zu lassen. Wahrscheinlich werde dieser sie dann an die chirurgische Abteilung einer Klinik überweisen, und dort werde man ihr eine umgehende operative Entfernung beider Brüste sowie der Knoten in der Leiste nahelegen. Alternativ dazu bot ich ihr an, eine biologische Behandlung in unserer Praxis zu beginnen.

Noch am selben Abend bestätigte mir die Patientin, daß sich alle Prognosen bestätigt hätten und daß sie am folgenden Tag mit der biologischen Behandlung beginnen wolle.

Nach Aspergillus-Injektionen, gemischt mit dem Zitronensäurezyklus und der zyklischen Adenosinmonophosphorsäure (CAMP) in der Potenz D 30, bekam die Patientin Schmerzreaktionen, die von dem Abbau der stark toxischen Krebstumore herrührten. Ich möchte nochmals darauf hinweisen, daß nach Injektionen mit isopathischen Mitteln Schmerzreaktionen auftreten können, die um so stärker sind, je weiter der Krankheitszustand fortgeschritten ist. Es handelt sich hier keineswegs um die üblicherweise schädlichen „Nebenwirkungen". Diese biologischen Reaktionen stellen eine Übergangsreaktion von einem chronischen in einen akuten Zustand dar.

Wichtig ist, daß die Ausscheidungsorgane den Abbau der hierbei anfallenden Stoffwechselschlacken auch bewältigen können: Von diesen Organen werden jetzt Höchstleistungen erwartet. Das war offensichtlich bei meiner Patientin der Fall. Am 2. Dezember 1979 bekam sie eine heftige Bronchitis, die wochenlang anhielt und zu vermehrter Schleimausscheidung führte. Nach Abklingen der Hustenanfälle fühlte sie sich wesentlich besser und konnte nach weiteren Behandlungen am 25. Mai 1980 geheilt aus meiner Praxis entlassen werden. Bei einer Nachuntersuchung im September 1989 bestätigte sich ihr guter Gesundheitszustand.

R. M., geboren 1928 (weiblich):
Beispiel für eine erfolgreiche Krebsbehandlung nach vorangegangener Operation. Erster Besuch in der Praxis am 21. August 1982 nach operativer Entfernung der rechten Brust (1976) wegen eines Mamma-Karzinoms.

Frau M. berichtete mir, daß sie sich dieser Operation unterzogen habe, da man keine andere Möglichkeit gesehen hatte, die Krankheit erfolgreich zu behandeln. In der Krebs-Selbsthilfegruppe, der sie sich angeschlossen hatte, habe sie viel von der Enderlein-Therapie gehört. In dieser Gruppe erlebe sie immer wieder, wie die Frauen nach Operation, Bestrahlung und Chemotherapie trotz ständiger Nachkontrollen erneut an Krebs erkrankten.

Frau M. berichtete weiter, daß sie in letzter Zeit so merkwürdig müde und teilnahmslos geworden sei. Außerdem habe sie leise ziehende Schmerzen in der Region, in der bei der Operation ebenfalls die Lymphknoten entfernt worden seien. Sie verspüre jetzt zunehmend Angst, daß sich der Krebs erneut zeigen könne, obwohl bei einer gründlichen Untersuchung (mit Blutanalyse, Knochenszintigramm usw.) nichts festgestellt worden sei.

Außer Schwellungen im ehemaligen Operationsgebiet konnte ich ebenfalls nichts Auffälliges feststellen. Die Blutuntersuchung im Dunkelfeld ergab jedoch eine fortgeschrittene Endobiose, also einen Befall der roten Blutkörperchen mit pathogenen Mikroorganismen. Aus Erfahrung wußte ich, daß sich die Krebsgeschwulst sehr lange kaschieren kann, ehe sie sich bemerkbar macht.

Ich begann mit der Behandlung und stellte fest, daß Frau M. im oberen Bereich der Bronchien deutlich reagierte; demnach war anzunehmen, daß die Erkrankung sich auf den Bronchialbereich ausdehnen würde. Frau M. bekam dann auch bald eine heftige Bronchitis, die sich nach Abklingen im Laufe eines Jahres mehrmals wiederholte. Ich interpretierte diese krankhafte Erscheinung als toxische Abstoßungsreaktion.

Nach fast zweijähriger Behandlung fühlte sich die Patientin wesentlich besser. Sie machte mit ihrem Mann wieder Reisen und fuhr auch wieder in ihre Wochenendwohnung, die sie sehr liebte. Sie kommt noch in regelmäßigen Abständen in meine Praxis, um sich ihr „Lebenselixier", wie sie es nennt, abzuholen. Die Intervalle ihrer Besuche werden immer länger, da keinerlei Beschwerden mehr vorliegen. Außer einem zeitweisen Lymphstau, der durch die Entfernung der Brust hervorgerufen wurde, ist bis heute kein krankhafter Befund mehr festzustellen.

Behandlung von Metastasen

O.K., geboren 1917 (männlich):

Es gibt Menschen, die eine Krankheit nach der anderen bekommen. Kaum hat man die eine Erkrankung erfolgreich bekämpft, stellt sich schon eine neue ein. Da dieser „Typus" der gleichsam seriell Kranken von Natur aus jedoch große Widerstandskraft besitzt, übersteht der Patient auch die neuerliche Belastung, und nicht selten ist seine Lebenserwartung sogar relativ hoch. Um einen solchen Fall geht es im folgenden:

Herr K. erschien bei uns im Februar 1979, kurz nach Eröffnung der Praxis. Er erzählte mir, daß er im Bereich des Schultergürtels starke Schmerzen verspüre. Diese rührten von Metastasen her, die sich dort nach einer Prostatakrebs-Operation gebildet hätten. Außerdem habe er 1976 einen Herzinfarkt überstanden.

Damals besaß ich, außer den theoretischen Kenntnissen von Enderlein, im Umgang mit isopathischen Mitteln bei Krebs noch keine Erfahrung. Ich dachte daher eingehend über Art, Menge und Stärke der erforderlichen Medikamente nach. Bei diesem Patienten unterlief mir ein kleiner Fehler bei der Wahl der Potenz, das heißt, ich setzte die Potenz zu niedrig, das Arzneimittel also zu stark an. Grundsätzlich schadet dies nicht – von heftigen Reaktionen einmal abgesehen, die dem Patienten vermeidbare Schmerzen bereiten. Herr K. versicherte mir dann auch immer wieder, er habe nach der Spritze Schmerzen „wie ein Ochse" gehabt, doch solle ich unbedingt mit der Behandlung fortfahren.

Nach einem halben Jahr war Herr K. beschwerdefrei. Eine klinische Kontrolle ergab ein gutes Ergebnis: Die Metastasen hatten sich aufgelöst, und die dabei entstehenden Abfallprodukte wurden vom Organismus auf natürlichem Wege ausgeschieden.

Nachdem Herr K. ein Jahr Ruhe gehabt hatte, bekam er Herzrhythmusstörungen und eine Angina pectoris stellte sich ein. Nach erfolgreicher Behandlung dieser Erkrankung im Verlauf des Jahres 1982 hatte der Patient im gesamten Jahr 1983 keine weiteren Beschwerden. Er selbst glaubte, nun endgültig gesund zu sein.

Doch Anfang 1984 traten wiederum schwerste Krankheitssymptome seines Herzens auf, so daß ich ihn unverzüglich in fachärztliche Behandlung überweisen mußte. Dort wurde festgestellt, daß Herr K. nun an einer schweren koronaren Dreigefäßerkrankung litt, die von hochgradigen Verengungen im Anfangsteil aller drei Hauptäste herrührte. Ein operativer Bypass war jetzt nicht mehr zu umgehen. Nach medikamentöser Vorbereitung mit Mucokehl unterzog sich mein Patient dieser Operation, die er auch gut überstand. Nachdem er sich in regelmäßigen Abständen zur Nachbehandlung bei uns begab, fühlte er sich wieder recht wohl.

Am 18. März 1987 hatte Herr K. jedoch plötzlich einen Schlaganfall, den wir verhältnismäßig schnell nach der bewährten Methode (siehe Kap. III.1) unter Kontrolle bekamen. Ende 1988 stellte sich dann ein Darmverschluß ein, der von einer Geschwulst verursacht worden war. Der Patient mußte sich wiederum einer Operation unterziehen, die zwar erfolgreich verlief, aber einen erneuten Schlaganfall nach sich zog. Ich riet Frau K., ihren Mann aus dem Krankenhaus nach Hause zu holen, denn im Umgang mit seinen Schlaganfällen schien die Enderlein-Therapie besser zu greifen. Frau K., ein etwas ängstlicher Typ, befolgte meinen Rat nicht und ließ ihren Gatten in der Klinik. Hier unterzog man den Patienten der üblichen Infusionstherapie, die häufig erfolglos bleibt. Sein Gesundheitszustand stagnierte. Nach einem halben Jahr wurde Herr K. als Pflegefall nach Hause entlassen.

Wieder setzte unsere Betreuung ein. Ein Antrag auf Aufnahme in eine Rehabilitationsklinik wurde abgelehnt, da angeblich keine Aussicht auf eine Besserung des Zustandes bei dem inzwischen Zweiundsiebzigjährigen bestand. Seitdem besuchten wir Herrn K. regelmäßig zu Hause. In mühsamer Kleinarbeit gelang es uns, sein Sprachvermögen wiederherzustellen und ihn bis heute wieder beschränkt gehfähig zu machen.

Unsere Zeit ist reif für eine „interdisziplinäre“ medizinische Zusammenarbeit, doch die Vorbehalte – eigentlich sind es Ängste – der Menschen stehen dem im Wege. Nur wenige approbierte Ärzte überwinden die künstliche Grenzziehung zwischen denen, die qua Wissenschaft und Gesetz zu heilen antreten, und jenen, die andere als die herkömmlichen Wege zur Heilung gefunden haben.

Der Blasenkrebs

Unter einem Blasenkarzinom versteht man eine Geschwulst der Harnblasenwand. Diese Erkrankung macht sich zumeist durch eine Blasenentzündung und reichlich Blut im Urin bemerkbar.

Generell wird heute bei Blasenkrebs mit radioaktiver Bestrahlung therapiert, oder aber die Blase wird durch Operation radikal entfernt. Beide Methoden bringen für den Patienten ungeheure

Belastungen mit sich und führen letzten Endes doch zu keinem Behandlungserfolg. Bei der radioaktiven Bestrahlung riskiert man schwerste Verbrennungsschäden, was ich im zweiten Fall aufzeigen werde. Bei der Blasenentfernung muß der von der Niere kommende Urin zur Entleerung in den Dickdarm geleitet werden und dann einen künstlichen Ausgang verschafft bekommen. Leider konnte ich bis jetzt nur wenige Patienten mit Blasenkrebs betreuen. Bei den meisten war die Behandlung mit Enderlein-Medikamenten erfolgreich.

A. N., geboren 1924 (männlich):

Herr N. begab sich am 28. Mai 1979 in meine Behandlung. Bei ihm war eine solide, in die Blasenwand infiltrierende Geschwulst diagnostiziert worden. Enderlein-Medikamente im Wechsel mit homöopathischen Medikamenten, über ein Jahr hinweg in wöchentlichen Abständen verabreicht, heilten den Patienten von seiner Krankheit. Die gründliche Nachkontrolle Ende 1980 ergab keinen positiven Befund mehr. Nach wie vor kommt Herr N. jedes Vierteljahr einmal in meine Praxis, läßt sich sein Blutbild im Dunkelfeld kontrollieren und zur Vorbeugung eine Injektion verabreichen.

S. B., geboren 1922 (weiblich):

Frau B. begab sich zum erstenmal am 20. Mai 1988 in unsere Behandlung. Bei ihr hatte sich etliche Jahre nach Entfernung eines Nierentumors ein Blasenkrebs gebildet. Frau B. war durch Bestrahlung behandelt und dadurch schwer geschädigt worden. Unter anderem hatte sie davon eine Blasenschwäche (Inkontinenz) zurückbehalten, die ihr sehr zu schaffen machte. Deshalb richtete sich die Behandlung zunächst auf die Inkontinenz und auf die Hämorrhoiden, die sich unter Einwirkung der Bestrahlung gebildet hatten und die Frau sehr quälten. Dem Ehemann deuteten wir an, daß unserer Erfahrung nach für seine Frau nur noch wenig Hoffnung bestehe. Er bat uns trotzdem, alles nur Mögliche zu tun.

Die Behandlung brachte auch zunächst eine gewisse Besserung: Wir schienen die Inkontinenz in den Griff zu bekommen, und die Hämorrhoiden waren nach einiger Zeit völlig verschwunden.

Der Ehemann, der sich verständlicherweise sehr um das Leben seiner Frau sorgte, war aber weiterhin verunsichert. Auf Anraten des Hausarztes, der ihm erzählte, in einer Universitätsklinik setze ein bestimmter Professor gegen den Blasenkrebs ein Hyperthermiebett (Überwärmungsbett) ein, sorgte er für eine Einweisung seiner Frau dorthin. Die Kosten dafür waren beträchtlich. Vor allem blieb der erhoffte Erfolg aus, seiner Frau ging es immer schlechter. Nach sechs Wochen resignierte er und nahm sie schließlich wieder mit nach Hause. Der untere Rücken und die Beckengegend der Patientin, die früher einer Strahlentherapie ausgesetzt waren, bestanden nur noch aus Wunden, die der Erkrankten unsagbare Schmerzen bereiteten. Von einer Heilung des Blasenkrebses konnte keine Rede sein. Der Gesamtzustand der Patientin hatte sich rapide verschlechtert. Sie starb schon nach wenigen Wochen.

Der Mageneingangskrebs

Am 23. Oktober 1984 erschien in meiner Praxis eine nette alte Dame, Jahrgang 1909, und klagte mir ihr Leid. Man hatte Krebs am Mageneingang bei ihr festgestellt und ihr eine Lebenserwartung von höchstens noch drei Monaten zugestanden. In ihrer Not hatte sie sich umgehört und über Bekannte von der Enderlein-Therapie erfahren: Sie wurde sehr zuversichtlich, als ich ihr das Prinzip der Therapie erklärte und von meinen Erfahrungen erzählte.

Aus ihrer Krankengeschichte erfuhr ich, daß ein Diabetes mellitus vorlag, wenn auch nicht in einem Grad, der Insulingaben erfordert hätte. Außerdem hatte die Patientin einmal eine Bauchfellentzündung gehabt und sehr stark mit entzündlichen Krampfadern zu tun. Bei der Krebsdiagnose war ich auf die Vordiagnosen der Mediziner angewiesen, da in diesem Bereich eine Diagnose durch Tasten unmöglich ist. Es bestand darüber hinaus geringer Bluthochdruck. Das Blutbild zeigte eine deutliche Vernetzung der roten Blutkörperchen und einen starken Befall mit Aspergillus-Symplasten.

Ich begann mit der üblichen Krebsbehandlung, die sich über ein halbes Jahr erstreckte. Die Heilreaktionen waren nur mäßig. Gleichzeitig nahm ich nach einiger Zeit die Behandlung der Kniearthrose an beiden Beinen auf, die ich aber infolge des Diabetes nie ganz zum Verschwinden bringen konnte.

Inzwischen feierte die Patientin ihren achtzigsten Geburtstag, an den sie längst nicht mehr geglaubt hatte. Das Fest dauerte eine ganze Woche, was für die alte Dame eine körperliche wie geistige Anstrengung bedeutete. Kurz danach erschien sie denn auch in höchster Aufregung bei mir. Sie klagte über starke Schmerzen im rechten Oberbauch, die im Rücken bis zum Schulterblatt ausstrahlten. Ihr Hausarzt habe vermutet, nun sei ihre Krebserkrankung erneut ausgebrochen. Daraufhin untersuchte ich sie, konnte davon aber nichts feststellen – wohl aber einen akuten Galleanfall. Meine Patientin schien davon wenig überzeugt; sie ging zu einem bekannten Facharzt, der ihr meine Diagnose bestätigte.

Inzwischen ist wieder einige Zeit vergangen und mit ihr auch der einundachtzigste Geburtstag der alten Dame, und es geht ihr gut.

Der Dickdarmkrebs (Colon-Karzinom)

Sämtliche Patienten, die im Bereich des Dickdarms an Krebs erkrankt waren und sich in unserer Praxis behandeln ließen, waren durch die gängigen Methoden der Schulmedizin vorbehandelt und hatten einen mehr oder minder großen Leidensweg hinter sich. Es ist daher nicht möglich, sich hierbei endgültig und mit gesicherter Aussage allein für eine Medikamentation mit Enderlein-Mitteln zu entscheiden. Dafür wäre es nötig, daß sich eine genügend große Anzahl von Patienten, die man vorher umfassend über das Risiko eines neuen Behandlungsweges aufgeklärt hätte, freiwillig und ausschließlich für diesen entscheiden würden.

Der folgende Fall ist ein schönes Beispiel dafür, wie das Colon-Karzinom einer Patientin in Zusammenarbeit mit Fachärzten fast vollständig ausgeheilt werden konnte. Sie starb allerdings wenige Jahre später an einem anderen Eingriff.

I. F., geboren 1931 (weiblich):

Die Patientin stellte sich am 28. Dezember 1982 zum erstenmal in meiner Praxis vor. Bis zum Jahre 1980 war sie völlig gesund gewesen. Dann sei im Rahmen einer Vorsorgeuntersuchung dreimal Blut im Stuhl gefunden worden. Als Ursache wurde durch eine Rektoskopie (Darmspiegelung) ein Rektum-Karzinom festgestellt. Dieses wurde entfernt und der natürliche Ausgang wieder hergestellt. Kurze Zeit später trat ein Tumor an einer anderen Stelle des Dickdarms auf, der ebenfalls operativ entfernt wurde. Gleichzeitig wurde ein künstlicher Darmausgang (Anus praeter) angelegt.

Nach dieser Vorgeschichte berichtete mir die Patientin, daß sich erneut ein tumoröses Geschehen bei ihr bemerkbar mache. Nach Schmerzen im Steißbeinbereich habe sie eine onkologische Fachklinik aufgesucht, wo man feststellte, daß sich am Steißbein ein neuer Tumor gebildet habe. In der anschließenden Untersuchung konnte ich den Tumor deutlich ertasten. Er lag so, daß ich eine direkte Injektion in die Geschwulst einbringen konnte. Die Patientin war damit einverstanden, und ich injizierte ihr 1 ml Aspergillus niger D 5.

Am nächsten Tag rief sie mich an und erklärte mir, sie habe in der Nacht nach der Injektion starke Schmerzen verspürt, die jedoch am Morgen verschwunden waren. Daraufhin sei sie zum vereinbarten Operationstermin in die Klinik gegangen, wo man bei der Voruntersuchung feststellte, daß besagter Tumor verschwunden war. Sie habe den Ärzten von meiner Injektion erzählt, sei aber auf völliges Unverständnis gestoßen. Auf ihren Einwand hin, daß sie doch selbst den Tumor diagnostiziert hätten, erwiderten diese, daß man wohl eine Fehldiagnose gestellt habe. Meine Patientin sagte mir dagegen wortwörtlich: „Ich fühle, ich bin das Ding los."

Von nun an ging es ihr wesentlich besser. Sie kam regelmäßig in meine Sprechstunde und ließ sich mit den bekannten Mitteln behandeln.

Im Laufe des Jahres 1986 bemerkte ich, daß der Bauchumfang von Frau F. zunahm. Deutlich ließen sich jetzt im Mittel- und Unterbauchbereich knollig-derbe Tumormassen ertasten und im Leistenbereich mehrere, bis zu hühnereigroße Lymphknoten. Sämtliche Phänomene waren schmerzfrei, und Frau F. fühlte sich bei all den schweren Krankheitszeichen recht wohl. Ich versuchte, das Tumorwachstum zurückzudrängen, was aber nur in geringem Maße gelang. Ich machte den Gatten von Frau F. darauf aufmerksam, daß ich in diesem Fall überfordert sei und meiner Meinung nach nur noch eine Operation den wuchernden Krebs eindämmen könne. Herr F., der rührend um seine Frau besorgt war, versicherte mir, er sei mit allem einverstanden, was das Leben seiner Frau zumindest verlängern könne. Er sagte mir, er müsse nur noch ein Krankenhaus finden, das den Menschen human behandele und an dem gleichzeitig ein Chirurg wirke, der Außerordentliches in seinem Fach leiste.

Nach etwa einer Woche rief er an mit der Nachricht, er habe nun das richtige Krankenhaus gefunden. Am 16. September 1986 wurde dort eine Voruntersuchung vorgenommen und ein Computertomogramm angefertigt. Hierbei wurde ein Tumor gefunden, der in der Nähe des Harnleiters lag, diesen aber nicht zusammendrückte. Eine Leberinfiltration wurde nicht festgestellt, jedoch eine Tumorinfiltration bis ins kleine Becken hinein. Herr F. sagte mir ferner, der behandelnde Chirurg habe ihn auf den riskanten Eingriff und auf eine Chance von circa 20% hingewiesen. Wenn die Operation glücke, so sei, bedingt durch die Schwäche der Patientin, wahrscheinlich mit einem monatelangen Krankenhausaufenthalt zu rechnen.

Am 6. Oktober 1986 wurde operiert. Der Bauchdeckentumor wurde entfernt, ein Blasenteil weggenommen, der Krebs im Unterleib und in den Lymphknoten ausgeräumt. Die Patientin erholte sich von dem schweren Eingriff überraschenderweise sehr gut.

Am 16. Oktober 1986 wurde ein zweiter Eingriff zur Entfernung von kartoffelgroßen Lymphknoten im früheren Tumorbereich erforderlich. Nach Rücksprache mit der Patientin sowie mit den Angehörigen wurde keine postoperative Strahlen- bzw. Chemotherapie vorgenommen. Eine Behandlung mit Mistelpräparaten mußte abgebrochen werden, da die Patientin diese nicht vertrug.

Am 31. Oktober 1986 wurde Frau F. in einem subjektiv guten Allgemeinzustand mit reizlosen Wundverhältnissen beschwerdefrei aus der stationären Behandlung entlassen.

Am 6. Dezember erschien die Patientin mit ihrem Gatten wieder in meiner Praxis. Herr F. erzählte mir, der Chirurg habe ihm gegenüber geäußert, er müsse dem behandelnden Heilpraktiker gegenüber Abbitte leisten. Er habe meine Tätigkeit zuerst sehr skeptisch betrachtet. Jetzt könne er aber mit gutem Gewissen sagen, daß der außerordentlich schnelle und günstige Operations- und

Heilungsverlauf auch meiner unterstützenden Behandlung zuzuschreiben sei. Dies wurde auch durch den entsprechenden Klinikbericht bestätigt.

Frau F. kam nun wieder regelmäßig zur Behandlung. Es ging ihr gut, bis sie am 9. September 1987 von einer Ischialgie befallen wurde, die ich aber gut abmildern konnte. Am 28. November 1987 sah ich meine Patientin zum letzten Mal. Sie erlitt wenig später wiederum einen Ischiasanfall. Diesmal suchte die Patientin einen Orthopäden auf. Dieser setzte Frau F. zwei Injektionen. Daraufhin bekam sie eine Harnvergiftung (Urämie), an der sie bald darauf starb.

Herr F. suchte mich danach wieder auf und behauptete, seine Frau sei an einer falsch gesetzten Injektion des Orthopäden gestorben. Ich versuchte, ihn von dieser Meinung abzubringen mit der Bemerkung, daß es sich auch um eine Neubildung der Geschwulst handeln könne, die den Harnleiter (Ureter) abgedrückt habe. Herr F. blieb jedoch bei seiner Vermutung und beauftragte einen unabhängigen Schweizer Gutachter mit der Obduktion. Dieser stellte fest, daß die Injektion des Orthopäden falsch gesetzt worden sei, einen riesigen Bluterguß erzeugt und den Harnleiter abgeklemmt habe. Danach sei der Harn in die Niere zurückgedrängt und somit die tödliche Urämie erzeugt worden.

Am Beckenrand saßen noch zwei winzige, unbedeutende Tumore. Sie waren das einzige, was vom Krebs übriggeblieben war.

Den Leberkrebs, der sehr häufig im Gefolge einer operativen Entfernung des Dickdarms auftritt, fürchtete ich lange Zeit. Bekanntlich ist die Leber unter anderem ein sehr wichtiges Ausscheidungsorgan, auf das wir bei der Bekämpfung von Krebserkrankungen ganz besonders angewiesen sind. Arbeitet dieses Organ nur unzureichend oder überhaupt nicht, sind alle Bemühungen – auch mit den Enderlein-Medikamenten – zum Scheitern verurteilt.

Einen gewissen Hoffnungsschimmer sehe ich durch den Einsatz von Glucoronsäure D 3*. Unter Hinzufügung dieses Mittels für die Behandlung eines faustgroßen Tumors bei einem Einundsiebzigjährigen konnten wir dem Mann noch immerhin zwei Jahre eines lebenswerten Daseins verschaffen. Er feierte noch seinen dreiundsiebzigsten Geburtstag. Vor Beginn der Behandlung bei uns hatte er nach klinischer Prognose nur noch eine Lebenserwartung von drei Monaten.

Das Mesotheliom

Das Mesotheliom ist eine Geschwulst der serösen Haut.** Bis jetzt hatten wir zwei Fälle in der Praxis, die, da beide im letzten Stadium waren, von uns ohne Erfolg behandelt wurden.

Besonders tragisch ist der eine Fall: Der Patient, geboren 1939, kam am 24. September 1982 wegen seiner Beschwerden im linken Knie zu uns. Des weiteren gab er an, er habe schon öfter Prostata- und Blasenbeschwerden gehabt und leide unter Haarausfall und Kalziummangel und einer chronischen Sinusitis (Nebenhöhlenentzündung). Bei der Blutuntersuchung im Dunkelfeld stellte ich einen starken Befall mit Symplasten des Aspergillus niger fest.

Nach diesem Befund äußerte ich meinem Patienten gegenüber den Verdacht, seine Kniegelenkbeschwerden seien noch das kleinere Übel angesichts eines sich langsam in seinem Körper entwickelnden kanzerösen Geschehens. Doch meinen Verdacht wies er weit von sich, es ging ihm nur um das Knie. Also konzentrierte ich meine Behandlung auf das Knie, und nach wenigen Wochen war er beschwerdefrei.

---

* Präparat, das die Entgiftung der Leber unterstützt

** Tunica serosa – Haut, die Herz, Lunge und Därme außen überzieht

Vier Jahre später, am 17. November 1986, erschien dieser Patient wiederum in meiner Praxis. Sein schlechter Zustand war ihm anzusehen. Er konnte kaum sprechen, hatte Fieber und Schüttelfrost. Seine Frau sagte mir, daß bei ihrem Mann ein Pleuramesotheliom (Mesotheliom, das die Lunge einschließt) festgestellt worden sei. Die Entstehung der Geschwulst sei auf ständiges Einatmen von Asbeststaub zurückgeführt worden.

Als alleinige Ursache erschien mir dies allerdings unzureichend. Die Möglichkeit, durch ständige Reizwirkung einen Tumor zu provozieren, ist zwar denkbar. Ich bin jedoch der Meinung, daß dieser stetige Reiz auf eine Körperstelle oder ein Organ erst einen entsprechenden Untergrund – etwa ein durch endobiontischen Befall bereits vorbelastetes Organ – finden muß, damit der Krebs entstehen kann. Wie auch immer, in einem derart fortgeschrittenen Zustand bestand kaum noch Hoffnung. Trotzdem willigte ich auf dringendes Bitten in einen Behandlungsversuch ein, der aber bereits nach kurzer Zeit abgebrochen wurde, da sich der Patient von einer Operation durch einen amerikanischen Spezialisten mehr Erfolg versprach. Dabei wurde der gesamte Lungenflügel entfernt, der bereits weitgehend infiltriert war. Doch auch dieser Eingriff konnte dem Kranken leider nicht mehr helfen. Das Beispiel zeigt den besonderen Wert der Dunkelfeldmikroskopie, durch die ein kanzeröses Geschehen erkannt werden kann, lange bevor es sich im Körper manifestiert hat.

Außer diesem recht seltenen Mesotheliom habe ich noch ein Stiftsgliom* bei einem fünfundvierzigjährigen Mann behandelt, bei dem man vergeblich versucht hatte, die Krankheit durch eine Hormonbehandlung zum Stillstand zu bringen. Die Therapie zog sich über zwei Jahre hin, führte aber, nach einer vorübergehenden Besserung des Gesamtzustandes, zu keinem Erfolg.

---

* bleistiftminendünner Tumor, der sich durch den ganezn Wirbelkanal zieht

Tumore des Kopfes

Die Therapie-Ergebnisse in diesem Krankheitsfeld sind noch unbefriedigend, obwohl ich hier einen meiner schönsten und beglückendsten Erfolge erzielte. Zwar sagte mir ein Arzt, der sich auch klinisch mit Außenseitermethoden beschäftigt, Tumore im Bereich der Nervenzellen (Gliabereich) seien relativ gut beeinflußbar, doch fand ich diese Aussage leider nicht bestätigt. Wie der Betreffende später selbst präzisierte, sei bereits die Aussicht, seinen Patienten auf eine möglichst schmerzfreie Art und Weise das Leben zu verlängern, bei den meisten Fällen von Gliatumoren als Erfolg zu werten. Über diesen äußerst bedingten Erfolg hinaus besteht allerdings, meiner Meinung nach, ohne eine intensive Behandlung mit Enderlein-Präparaten klinisch keine Möglichkeit einer nachhaltigen Therapie. Andererseits fehlen bei einer ambulanten Behandlung die verschiedensten Kontrollmöglichkeiten, über die eine gut ausgestattete Klinik verfügt. Dies gilt ganz besonders für Tumore im Gliabereich. Für die meisten anderen Tumore ist dagegen in der Mehrzahl der Fälle eine ambulante Versorgung ausreichend.

Bei der folgenden Fallgeschichte habe ich ein Beispiel gewählt, das klinisch ausreichend dokumentiert ist.

A. K., geboren 1971 (weiblich):

Dies ist der Fall eines Kindes, das an einem Gehirntumor erkrankt war, schulmedizinisch vorbehandelt und schon aufgegeben worden war. Das Kind kam mit seiner Mutter am 4. Mai 1984 erstmals in meine Praxis. Das Mädchen war wegen eines Tumors am Kleinhirn zwei Jahre vorher operiert und einer Bestrahlungstherapie unterzogen worden. In der Zeit danach litt sie unter ständigen Erkältungen und permanentem Erbrechen. Bei Nachkontrollen stellte sich heraus, daß sich an der operierten Stelle ein neuer Tumor mit beängstigender Schnelligkeit ausbreitete. Daraufhin wurde sie im Februar 1984 erneut operiert und bestrahlt.

Der Zustand der Patientin besserte sich jedoch nicht – im Gegenteil, es kam zusätzlich zu einer Leber- und Milzschwellung und zu Beschwerden des Dickdarms. Es hatte sich erneut ein schnell wachsender Tumor herausgebildet, und der behandelnde Arzt konnte den besorgten Eltern nicht mehr viel Hoffnung machen.

Ich untersuchte das Kind, es war durch ständiges Erbrechen völlig entkräftet. Aufgrund der bisherigen Behandlungen verhielt es sich mir gegenüber verständlicherweise äußerst mißtrauisch. Durch die Bestrahlungen waren ihm die Haare ausgefallen. Bei der Untersuchung stellte sich zudem heraus, daß Schmerzen in der Kniekehle auftraten, und außerdem konnte ich einen Lymphknoten am linken Hinterkopf lokalisieren. Zu allem Überfluß lag auch noch eine chronische Pansinusitis (beidseitige Entzündung der Nasennebenhöhlen) vor.

Die Untersuchung im Dunkelfeld ergab eine sehr starke Endobiose. Aktive Abwehrkörper fehlten fast vollständig.

Durch meine Behandlung begann sich meine Patientin langsam zu erholen: Die Haare wuchsen wieder, die Anfälligkeit für Erkältungen ließ nach, der Brechreiz verschwand völlig. Nach zweijähriger Behandlung war der altersgemäße Entwicklungsprozeß wieder hergestellt. Nach erneuter Vorstellung in der Klinik sprach man dort von einem äußerst erfreulichen Vorgang, von einer „Ausnahme“, da solche und ähnlich gelagerte Erkrankungen gewöhnlich einen anderen Verlauf nehmen.

Heute hat meine Patientin nur noch Schwierigkeiten mit ihrem Zyklus – vermutlich eine Folge der damals vorgenommenen Bestrahlungen. Auch dies wird sich, so ist zu hoffen, im Laufe der kommenden Jahre noch verlieren. Ansonsten erfreut sich die junge Dame ihres Lebens.

Abschließende Gedanken zur Krebsbehandlung

Wenn ich jetzt, nach fünfzehnjähriger Praxis und genügend Erfahrung mit neuartigen Therapien an Krebskranken, Bilanz ziehe, läßt sich folgendes zusammenfassen:

Mit Sicherheit läßt sich sagen, daß der Tumor nicht die primäre Ursache dieser Erkrankung ist. Auch die Metastasen, die sich von der Muttergeschwulst ablösen, sind lediglich Symptome, deren Ursachen in ganz anderen Störungen des Organismus zu suchen sind. Insofern scheint es mehr als dringlich, den Ansatz jener Therapien zu überdenken, denen zufolge der Tumor Sitz der Erkrankung ist. Die lokale Bekämpfung von Krebs hatte einhundert Jahre lang eine Chance – sie hat sich nicht bewährt oder doch nicht so, daß sich sagen ließe, wir seien heute der Ursache von Krebs nähergekommen als vor einhundert Jahren.

Fünfundzwanzig Prozent der Bevölkerung sind inzwischen vom Krebstod bedroht! Gewiß gibt es Reizstoffe als mögliche auslösende Faktoren, doch diese müssen auf einen dazu bereiten Organismus treffen. Demnach bleibt als effektiver Weg nur die echte Früherkennung bestehen – denn was heute als Früherkennung bezeichnet wird, ist in Wirklichkeit eine Spät-, ja eigentlich schon eine Spätesterkennung. Wenn der Tumor erst einmal manifest ist, hat die Erkrankung bereits 90 Prozent ihres Weges beschritten.

Damit soll keineswegs behauptet werden, das Problem der Früherkennung sei in der Naturheilkunde bereits gelöst. Auch hier sind wir noch auf viel zu viele Vermutungen angewiesen. Trotzdem ist es besser, vielleicht einmal zuviel prophylaktisch zu arbeiten – zumal die Enderlein-Präparate für den Organismus völlig unschädlich sind – als auch nur einmal zu wenig. Summa summa-rum kann man sagen: Jeder Krebserkrankung liegt ein sehr vielschichtiger Symptomenkomplex zugrunde, der für jeden Erkrankten eine individuelle Heilweise erforderlich macht. Ein einziges Medikament, das gewissermaßen den „Stein der Weisen“ darstellt, wird es wahrscheinlich auch in Zukunft nicht geben. Deshalb wird es immer von der Heilkunst und dem Können des Behandlers abhängen, ob der Kranke seine Gesundheit zurückerlangt. Ein starres Behandlungsschema muß letztlich versagen.

V. Erkrankungen der Penicillium notatum-Zyklode

Die Penicillium notatum-Zyklode leitet sich, wie die Aspergillus-Zyklode, von der Urzyklode ab (siehe Kap. II.1). Auf dem Höhepunkt der Zyklode befindet sich der Pilz Penicillim notatum. Seine Vermehrung erfolgt in erster Linie ungeschlechtlich, das heißt, durch Teilung der Bakterienstäbchen.

Es ist interessant zu wissen, daß das erste Antibiotikum aus dem Pilz Penicillium notatum gewonnen wurde. Alexander Fleming (1881 bis 1955) hatte die Wirkung dieses Pilzes zufällig entdeckt, als bei Versuchen mit eitererregenden Bakterien Mycelien (Geflecht aus Pilzfäden) des Penicillium notatum in eine angesetzte Kultur fielen. Um den Pilz herum bildete sich ein erregerfreies Feld. Als Ergebnis aus diesen Beobachtungen entstand das Penicillin. Man glaubte zunächst, damit sämtliche krankheitserregenden Bakterien besiegen zu können. Doch schon nach wenigen Jahren zeigte sich, daß die Erreger resistent wurden und das Penicillin seine Wirkung verlor. Die heutigen Antibiotika sind in der Regel chemisch zusammengesetzte Molekülgruppen, die beträchtliche Nebenwirkungen hervorrufen können.

Enderlein wählte dagegen einen anderen Weg. Er kannte die Wirkung des Pilzes Penicillium notatum auf eine bestimmte Gruppe von Bakterien, die vornehmlich eiternde Erkrankungen hervorrufen. Er züchtete aus den Mycelien des Pilzes niedere Formen, und aus diesen entwickelte er ein Arzneimittel, das heute unter dem Namen Notakehl auf dem Markt ist. Dieses Medikament hat bisher nichts von seiner Wirkung auf die verschiedensten Arten von eitererregenden Bakterien verloren. Während die Pharmazie eine Unmenge von „Antibiotika" – jedes für einen ganz bestimmten Erreger – entwickelt hat, kommt man mit dem Enderleinschen Produkt bei allen Arten von Eitererregern als einzigem Medikament aus. Es wirkt auch bei den sogenannten Anaerobiern, das heißt, unter Sauerstoffabschluß gedeihenden Bakterien.

Ich kann nicht sagen, wie oft ich schon Patienten helfen konnte, deren Operationswunden trotz aller Bemühungen um vollständige Keimfreiheit in den Krankenhäusern nicht heilen wollten (man bezeichnet das als „Hospitalismus"). Ich erinnere mich insbesondere an den Fall eines bekannten Opernsängers. Er zeigte mir eine eiternde Wunde am rechten Ellbogen und erzählte mir, diese habe er nach einer Tennisellenbogen-Operation vor einem Jahr zurückbehalten. Trotz aller ärztlichen Bemühungen und unter Einsatz von Antibiotika schließe sich die Wunde nicht, sondern eitere weiter. Nach wiederholtem Versuch, vornehmlich unter Einsatz von Penicillium notatum und Candida parapsilosis, schloß sich die Wunde und heilte gänzlich aus.

Candida parapsilosis, ein Pilz aus der Candida-Gruppe (Hefepilze), wird vorzugsweise dann eingesetzt, wenn sich eine eiternde Wunde über einen längeren Zeitraum hin nicht schließt und es zu einer erneuten Infektion kommt. Es sind nämlich vor allem Erreger aus der Candida-Gruppe, die sich gern mit Bakterien der Penicillium notatum-Zyklode verbinden. Sie kommen aber stets von außen hinzu.

1. Knochenmarkentzündung (Osteomyelitis)

Die Knochenmarkentzündung ist eine bakterielle Infizierung der Knochen durch Eitererreger. Dies ist eine sehr ernste Erkrankung und kann für den davon Betroffenen lebenslanges Siechtum bedeuten. In der Schulmedizin wird diese Krankheit mit dem massiven Einsatz von Antibiotika behandelt, wenn auch zumeist nicht mit dem gewünschten Erfolg. Gerade die Osteomyelitis ist aber ein

Musterbeispiel für den sinnvollen Einsatz von Notakehl (Penicillium notatum).

Ein wichtiger Vorteil bei der Anwendung der Enderlein-Therapie besteht darin, daß die Erreger nicht resistent werden können. Im Gegensatz zu den Antibiotika, welche die krankheitserregenden Mikroben zu vernichten und auszuschalten suchen, wirken die Enderlein-Präparate durch Kopulationsprozesse auf diese ein und verwandeln sie aus der pathogenen, also Krankheit verursachenden, in eine nicht-pathogene Form. Die Mikrobe bleibt demnach dem Organismus – allerdings im harmlosen Zustand als Symbiont – erhalten. Die bei diesem Umwandlungsprozeß entstehenden Abfallstoffe werden auf unterschiedliche Weise vom Körper ausgeschieden.

Fälle von Osteomyelitis kamen in meiner bisherigen Praxis etwa zehnmal vor. Abgesehen von einem Fall, bei dem sich der Patient gleichzeitig mit Antibiotika behandeln ließ (dieser junge Mann wollte besonders klug sein, indem er zweigleisig fuhr), habe ich allen Patienten helfen können. Besonders beeindruckend war mein erster Behandlungserfolg.

H. L., geboren 1962 (männlich):

Mitte Oktober 1978 besuchte ich in unserem Ort eine Gewerbeausstellung. Ich war zu dieser Zeit noch nicht hauptberuflich als Heilpraktiker tätig. Auf dieser Ausstellung sah ich einen, mir aus meiner früheren Lehrtätigkeit gut bekannten jungen Mann, der an zwei Krücken vorüberhumpelte. Ich hielt ihn an und fragte ihn, was mit ihm geschehen sei. Er wirkte völlig deprimiert und gab an, nicht mehr ein noch aus zu wissen.

Er war Fußballspieler und hatte sich vor einem Jahr bei einem Fußballspiel durch den derben Tritt eines Mitspielers eine Unterschenkelfraktur zugezogen. Der Bruch erwies ich als glatt und harmlos und hätte bei entsprechender Behandlung und einem Gipsverband in wenigen Wochen ausheilen müssen. Statt dessen wurde dem jungen Mann. geraten, sich einer Operation zu unterziehen, damit er schneller wieder laufen könne.

Dabei wurde an beiden Seiten des Schienbeins (Tibia) eine stählerne Schiene befestigt und mit dem Knochen verschraubt. In der Tat hätte der Patient damit eigentlich nach kurzer Zeit wieder laufen können. Normalerweise wäre die Schiene dann nach dem Zusammenwachsen des Knochens wieder entfernt worden.

Doch die Erwartungen hatten sich nicht erfüllt. Infolge des „Hospitalismus" entzündete sich der Knochen, eitererregende Keime drangen durch die offene Operationswunde bis in das Knochenmark vor, und es kam zu einer Osteomyelitis. Als Folge davon heilte der Knochen nicht zusammen, die Wunde schloß sich nicht und eiterte stark.

Die behandelnden Ärzte zeigten sich machtlos. Sie rieten dem jungen Mann, sich zur Behandlung in eine Universitätsklinik zu begeben. Hier pflanzte man ihm Antibiotika-Kugeln in das Knochenmark – eine Technik, die damals gerade entwickelt worden war. Die in einer Schnur eingebundenen Kugeln wurden in den Infektionsherd eingezogen. So wurde der Patient einige Wochen lang behandelt, doch ein Erfolg wollte sich nicht einstellen. Daraufhin wurde auch diese Art der Therapie wieder aufgegeben. Statt dessen entließ man den Patienten nach Hause und legte ihm nahe, zweimal in der Woche in die Universitätsklinik zu kommen. Hier behandelte man ihn mit einem neuen Desinfektionsmittel, das damals gerade in Mode gekommen war: Eine mit diesem Mittel getränkte Mullbinde wurden in die offene Wunde gelegt, jeweils bei der darauffolgenden Behandlung wieder herausgeholt und durch eine neue ersetzt. Die Eiterung ließ auch tatsächlich nach, man war zufrieden. Aber der Knochen heilte nicht, es bildete sich kein Kallus*, und der Patient war immer noch auf seine Krücken angewiesen.

* Vorstufe der Knochenbildung

In diesem Zustand traf ich ihn in Begleitung seines Vaters. Es kam zu einer längeren Unterredung, bei der aufgrund des Vertrauens, das ich noch von früher besaß, beschlossen wurde, gleichzeitig mit der Betaisodona-Therapie die Behandlung bei mir aufzunehmen. Ich machte darauf aufmerksam, daß es im Laufe der Therapie sicherlich zu einer vermehrten Eiterbildung kommen werde, da zuerst das erkrankte Knochenmark abgestoßen werden müsse. Jede Behandlung in der Klinik zur Unterbindung des Eiters sollte jedoch strikt abgelehnt werden. Der Vater versprach es mir.

Es kam so, wie ich es vorausgesagt hatte. Die Eiterung trat prompt ein. Die Ärzte konnten sich nicht genug darüber wundern, daß das Desinfektionsmittel in seiner aseptischen Wirkung versagt hatte. Sie wollten unverzüglich andere Maßnahmen ergreifen. Der Vater verweigerte jedoch seine Zustimmung und gab zu bedenken, daß eine Eiterung auch ihr Gutes haben könne. Man stimmte ihm widerwillig zu, und die Heilung konnte ihren weiteren Verlauf nehmen.

Nach einiger Zeit fügte ich der Injektionslösung außer Notakehl noch Symphytum D 3* und Kalzium phosphoricum D 8** hinzu.

Symphytum (Beinwell) hat eine hervorragende kallusbildende Eigenschaft, Kalzium phosphoricum wirkt knochenaufbauend. Die Eiterung hörte schließlich auf, die Wunde schloß sich, und die Knochenheilung kam zu ihrem Abschluß. Der Patient konnte wieder ohne Krücken frei laufen. In der Klinik nahm man den Heilungsverlauf kommentarlos und skeptisch hin, gab gleichzeitig aber zu bedenken, daß die Osteomyelitis bestimmt nicht ausgeheilt sei. Wahrscheinlich habe sich im Knochen ein „Fenster" gebildet, wo die Entzündung weiter gedeihen könne. Dies werde man ja bei der Entfernung der Schienen sehen.

---

* homöopathisches Mittel zur Bildung von Kallus

** homöopathisches Mittel zur Festigung der Knochenstruktur

Nach einem halben Jahr wurden die Schienen dann operativ entfernt. Ein Knochenfenster und eine innere Eiterung wurden dabei nicht entdeckt. Der Patient war endgültig geheilt und ist es bis zum heutigen Tag geblieben. Aber wie viele Behinderungen mag es aufgrund einer unangemessen behandelten Osteomyelitis geben, die nicht zu sein brauchten?

2. Rheumatische Erkrankungen

Der Begriff „Rheuma“ kommt aus dem Griechischen und bedeutet soviel wie „das Fließende“. Dementsprechend fließen die Schmerzen von einem Ort zum anderen. Der rheumatische Formenkreis ist äußerst vielseitig, über dreihundert Krankheitssymptome werden dazugezählt: angefangen von harmlos wechselnden Muskelschmerzen, die nach einiger Zeit von selbst wieder verschwinden, bis hin zu den schwersten Erscheinungen der PCP (primär chronische Polyarthritis). Es ist allerdings fraglich, ob die Erkrankungen des rheumatischen Formenkreises nach dem Schema der herkömmlichen Medizin zu übernehmen sind, denn beispielsweise können auch Durchblutungsstörungen wechselnde rheumatische Beschwerden vortäuschen.

Für die rheumatischen Beschwerden werden oft auch Skelettveränderungen verantwortlich gemacht, die ihrerseits eine Folge von früheren Unfallverletzungen sind. Dazu ist zu sagen, daß bei Gelenkerkrankungen, die von Entzündungen begleitet werden, bei denen die Behandlung mit Penicillium notatum angebracht ist, unbedingt Verdacht auf Rheuma besteht. Als rheumatisch sind die Symptome aber erst dann einzustufen, wenn degenerative Zerstörungsprozesse drohen oder bereits eingesetzt haben. Ein entzündlicher Prozeß muß nicht unbedingt zu einer Zerstörung des betroffenen Gelenks führen. Ich kann den endgültigen Nachweis zwar noch nicht erbringen, vermute jedoch, wie schon in Kapitel IV.4

erwähnt, daß bei einer Gelenkdegeneration Viren aus der Aspergillus-Zyklode entscheidend am Krankheitsprozeß beteiligt sind.

Genaugenommen gehört damit auch der bereits beschriebene Morbus Bechterew zu den rheumatischen Erkrankungen. Ich habe ihn diesen aber trotzdem nicht zugeordnet, da ich keine entscheidende Beteiligung von Erregern aus der Penicillium-Gruppe feststellen konnte.

Jedenfalls ist es recht schwierig, den Begriff „Rheuma" exakt zu definieren. Unter diesem Aspekt ist auch das begriffliche Instrumentarium in den sich anschließenden Ausführungen zu sehen, wobei sich einige Aussagen auf den ersten Blick zu widersprechen scheinen.

Weiterhin können rheumatische Erkrankungen zwar nicht direkt durch eine erbliche Veranlagung hervorgerufen, aber zumindest indirekt gefördert werden. Es gilt hier also sinngemäß das gleiche, was dazu bereits bei Krebserkrankungen gesagt wurde. Es steht auch eindeutig fest, daß die Erscheinungsformen der rheumatischen Erkrankungen vorwiegend individuell sind und deshalb unbedingt eine individuell abgestimmte Behandlung brauchen.

An dieser Stelle möchte ich auch an meine eigene rheumatische Erkrankung erinnern, die mich letztlich – und glücklicherweise – zu den Forschungen und Erkenntnissen von Günther Enderlein geführt hat (siehe dazu die Einführung).

Muskelrheumatismus

Das Phänomen des Muskelrheumas ist sehr verbreitet und hat vielfältige Erscheinungsformen. Vorab möchte ich den sogenannten „falschen Muskelrheumatismus" als solche Beschwerden definieren, zu denen es ohne Einwirkung von Bakterien aus der Penicillium notatum-Zyklode kommt. Diese Schmerzen entstehen aufgrund von Durchblutungsstörungen und werden fälschlicherweise dem rheumatischen Formenkreis zugeordnet. Sie können genauso quälend wie beim „echten" Muskelrheumatismus sein, sind aber längst nicht so problematisch.

Das bekannteste Phänomen dieser Art ist das Halswirbelsäulensyndrom (siehe Seite 67 f.). Das HWS kann sehr starke Muskelverspannungen im Bereich des Schultergürtels hervorrufen und zu einer Einschränkung der Drehbewegung des Kopfes führen. Sehr häufig treten dabei auch Schwindelerscheinungen auf, die oftmals fälschlicherweise als Ménière gedeutet werden.

Mit „falschem" Muskelrheumatismus sind viele Menschen vor allem in der zweiten Lebenshälfte konfrontiert. In dieser Lebensphase, mit etwa fünfzig Jahren, sind die Adern infolge des Alterungsprozesses nicht mehr so elastisch wie bei jüngeren Menschen. Die Nerven, die den Blutdurchfluß durch die Gefäße steuern, können wegen dieser nachlassenden Elastizität der Adern nicht mehr so schnell auf Außenreize reagieren. Durch diese Verzögerung beim Durchfluß kann es vorübergehend zu einer Unterversorgung der Zellen mit Blut kommen.

Das Blut aber ist Träger der Nährstoffe und Sauerstofflieferant. Wenn es nicht mehr in genügender Menge zur Verfügung steht, fehlt es der Zelle an lebenswichtigem Sauerstoff. Sie schlägt daraufhin Alarm und teilt ihren Mangel den Schmerzrezeptoren mit. Hier helfen dann oft durchblutungsfördernde Salben oder Wechsel von Kalt- und Warmwasserbädern, damit die normale Versorgung der Zellen mit Blut wiederhergestellt wird.

Weniger harmlos sind die hartnäckigen Schmerzen, die auch nach Tagen nicht verschwinden. Hier ist Vorsicht geboten: Diese Symptome können Beschwerden infolge eines echten Muskelrheumas sein, mögen sie sich auch der Diagnose immer wieder entziehen. Dieses Faktum erlaubt jedoch keineswegs, vorschnell mit einer Behandlung zu beginnen.

Das Muskelrheuma wird von Erregern hervorgerufen, die meiner Kenntnis nach einer ganz bestimmten Form aus der Mucor-Zyklode angehören, wobei Wechselbeziehungen zur Penicillium notatum-Zyklode bestehen. Enderlein hatte auch dafür eine Erklärung, eine seiner Zeichnungen soll dies verdeutlichen (siehe Abb. 19).

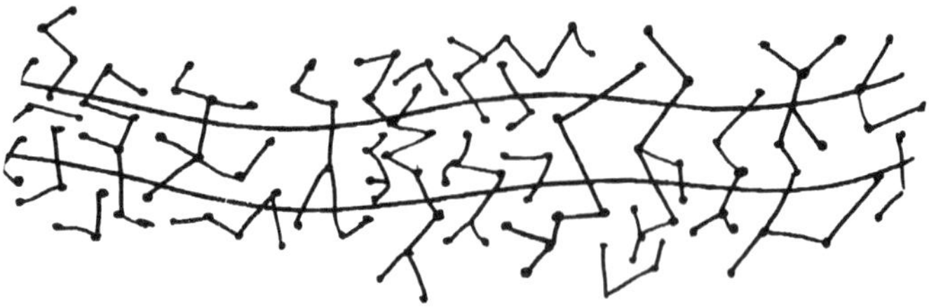

Abb. 19: Nervenfibrille bei Rheuma; im Innern zahlreiche Chondritformen, außerhalb des Lumens als Chondrit-Dendroide in bäumchenweiser Verbreitung. (Fibrille = Fasern mikroskopischer Größenordnung; Chondrit = niedere Wuchsform der Mucor-Zyklode mit Weiterentwicklung zur pathogenen Form des Makro-Chondriten; Chondrit-Dendroid = eine Verbindung von Chondriten)

Chondritformen, das heißt, niedere Wuchsformen der Mucor-Zyklode, sind an sich harmlos und nicht pathogen (siehe Kap. II.1). Haben sie sich aber erst einmal in das Innere der Nerven verirrt und treiben sie außerhalb der Nervenfasern ein Bäumchen aus, das sogenannte Chondrit-Dendroid, so können sie die schwachen elektrischen Ströme, die durch die Nervenfasern fließen, auf ihrem Weg beeinträchtigen. Dies ruft dann in dem betroffenen Körperteil, aber auch im gesamten Organismus wechselnde Schmerzempfindungen hervor. Da die Chondritformen als niedere Elemente im Prinzip keine Krankheitserreger sind, ist das Muskelrheuma nicht an Degenerationserscheinungen gebunden. Es ruft lediglich Schmerzen hervor.

Chondrit-Dendroide sind aus Kopulationsprozessen ungeschlechtlicher Art entstanden. Sie stehen also in der Entwicklung zu höheren Stufen dem Penicillium notatum nahe. Das Muskelrheuma muß deshalb mit Notakehl und Mucokehl, unter Einschluß von homöopathischen Rheumamitteln und einer milden Schmerzsedierung mit Vitamin B 12, behandelt werden. Diese Therapie sollte natürlich individuell dem Patienten und dem Krankheitsverlauf angepaßt werden.

Ich erinnere mich noch gut an einen circa vierzigjährigen Mann, der unter starken Schmerzen und Schmerzanfällen in sämtlichen Muskelpartien litt und mich kurze Zeit nach Eröffnung meiner Praxis konsultierte. Er war als Lehrlingsausbilder in einem großen Betrieb tätig und außerdem Mitglied in einer erfolgreichen Kegelmannschaft, die regelmäßig zu Wettbewerbsveranstaltungen fuhr. Ich fragte ihn, warum er sich trotz dieser immer wieder auftretenden Schmerzzustände derartigen Strapazen aussetze. Er meinte dazu, er müsse sich natürlich zusammenreißen, könne aber unmöglich seinen Lehrlingen zeigen, wie schwer ihm das falle, denn schließlich müsse er ja Vorbild sein. Außerdem mache ihm der Kegelsport Spaß, zumal er ihn von seiner Misere ablenke. Es liege ihm ganz und gar nicht, zu Hause zu bleiben und Trübsal zu blasen.

Der Mann mußte in der Tat starke Schmerzen haben. Oft erschien er noch vor Arbeitsbeginn in meiner Praxis. Er wand sich mit Mühe aus seinem Auto und legte den Weg zu mir mit stark gebeugtem Oberkörper zurück. Zur damaligen Zeit hatte ich noch wenig Erfahrung. Auch die theoretischen Zusammenhänge waren mir wegen der unsystematischen Aufzeichnungen Enderleins noch unklar. Es war mir aber aus der Naturheilkunde bekannt, daß Muskelrheuma sehr häufig mit Herderkrankungen im Körper in Zusammenhang gebracht wird. Ein wahlloses Entfernen von Organen, die mit Herderkrankungen zu tun haben können, wie Zähne und Mandeln, hatte jedoch in den allerwenigsten Fällen zum Verschwinden der rheumatischen Beschwerden geführt. Trotzdem fahndete ich bei dem Patienten nach chronischen Herdentzündungen, konnte aber weder an den Nasennebenhöhlen noch an den Mandeln etwas entdecken. Eine röntgenologische Erfassung der Zahnwurzeln beim Kieferspezialisten führte auch nicht zum Erfolg. Ich teilte meinem Patienten daher meine Bedenken mit. Trotzdem bestand der Mann auf einer Behandlung, da er sonst überhaupt keine Chance habe. Eine Vergiftung seines Organismus mit chemischen Präparaten lehne er ab, da er oft genug die menschlichen Wracks beobachtet habe, die das Ergebnis solcher Behandlungsmethoden seien.

Wir begannen also mit der Therapie. Sie erstreckte sich über einen Zeitraum von etwa drei Jahren. Zeitweise konnten wir eine Besserung erreichen, aber der alte Zustand stellte sich zwischendurch immer wieder ein. Es war zermürbend, und fast hätte ich resigniert. Gottlob jedoch mein Patient nicht – er war eisern und beschwor mich, die Behandlung fortzusetzen. Nach drei Jahren stellte sich der Erfolg endlich ein. Sämtliche Zähne des Patienten begannen plötzlich zu eitern. Sie wurden alle radikal entfernt. Das schwere Muskelrheuma verschwand und ist bis heute nicht wieder aufgetaucht.

Was war geschehen? In der Tat hatte eine Herderkrankung an den Zahnwurzeln vorgelegen. Doch sie war nicht mit den üblichen Röntgenmethoden zu erkennen, da sie nicht im makroskopischen, sondern im mikroskopischen Bereich angesiedelt war. Alle Krankheitsphänomene, die wir mit dem bloßen Auge erkennen können, erscheinen auch auf dem Röntgenbild. Dasselbe gilt für die Computertomographie und ähnliche Verfahren. Was sich aber unter der Wahrnehmungsschwelle des menschlichen Auges abspielt, also im mikroskopischen Bereich, ist mit unseren heutigen apparativ-diagnostischen Verfahren nicht zu erkennen. Wie oft habe ich schon in meiner Praxis erlebt, daß mir Patienten sagten: „Ich fühle mich krank und elend. Man hat bei mir sämtliche diagnostischen Verfahren angewandt. Dies zog sich oft über Monate hin, doch nichts wurde gefunden. Zum Schluß wurde mir noch angedeutet, daß die Schmerzen wohl nur in meiner Einbildung existierten. Ich sei psychisch krank und müsse zum Psychiater!" Manche Patienten begaben sich dann auch tatsächlich – natürlich erfolglos – in eine psychiatrische Behandlung.

Bei den meisten dieser Patienten konnte ich dagegen eine handfeste körperliche Erkrankung feststellen und erfolgreich behandeln. Fazit: Die ausschließlich apparativ betriebene Diagnostik, die heute immer noch bei vielen Ärzten im Ruf der Unfehlbarkeit steht, sollte nur ein Teilbereich diagnostischer Verfahren bleiben. Sie sollte als das angesehen werden, was sie immer gewesen ist: ein Hilfsmittel diagnostischer Bemühungen unter vielen. Erst die Summe aller Befunde unter voller Einbeziehung des erkrankten hilfesuchenden Menschen und seiner vielschichtigen Geschichte, seiner Lebensweise und seines sozialen Umfeldes kann zu einer annähernd realistischen Diagnose führen. Wir als Behandler sollten immer so bescheiden sein und erkennen, daß auch unseren intensivsten Bemühungen Grenzen gesetzt sind.

Das Phänomen der nach drei Jahren eintretenden Zahnwurzeleiterungen bei meinem Patienten ließ sich folgendermaßen erklären: Eitererregende Viren als niedere Formen der Bakterien hatten sich in den Zellen um die Zahnhälse angesiedelt. Sie gaben ihre toxischen Ausscheidungen an das Blut ab. Der Körper begann, seine Abwehrmechanismen zu alarmieren, bildete aber gewissermaßen als Fehlreaktion zu viele Chondrit-Hanteln aus, die sich, wie in Abbildung 11 auf Seite 134 gezeigt, in die Nervenfibrillen einlagerten und dadurch die Beschwerden verursachten.

Gicht

Die Gicht läßt sich nicht eindeutig zu den primär rheumatischen Erkrankungen zählen. Die Erkrankung tritt in der Regel in Anfällen auf und befällt häufig das Grundgelenk der großen Zehen. Die traditionelle Medizin führt die Krankheit auf eine Erhöhung des

Harnsäurespiegels im Blut zurück und bemüht sich entsprechend um eine Normalisierung der Werte. Circa 50 Prozent aller Fälle werden chronisch. Es bilden sich meist gelenknahe Gichtknoten aus, die Gelenke beginnen sich zu deformieren, und indirekt können dadurch auch innere Organe in Mitleidenschaft gezogen werden.

In unserer Praxis hatten wir bisher circa zwei Dutzend an Gicht erkrankte Patienten. Bei den akuten Fällen gelang in der Regel eine vollständige Ausheilung. Bei chronischen Zuständen hatten wir zumindest insoweit Erfolg, als sich die Verschlimmerung der Erkrankung aufhalten ließ. Interessant ist, dies konnten wir beobachten, daß bei circa 20 Prozent der Erkrankten kein erhöhter Harnsäurespiegel im Blut nachweisbar war. Trotzdem waren alle Symptome einer Gichterkrankung vorhanden.

Die Naturheilkunde behandelt den Gichtanfall mit Auszügen aus Colchicum (Herbstzeitlose). Auch die Schulmedizin verwendet bei akuten Anfällen einen Wirkstoff, der aus Colchicum gewonnen, heute aber meist synthetisch hergestellt wird: das Colchicin. Natürlich setzt man daneben auch gern die verschiedensten Cortisone ein. In den anfallfreien Zeiten werden Gichtmittel wie zum Beispiel Allopurinol gegeben. Oft kommt es aber trotz dieser Behandlung immer wieder zu akuten Anfällen.

Die wenigen bisherigen Erfolge und punktuellen Heilergebnisse können kaum befriedigen. Vieles deutet darauf hin, daß die Gicht auf eine Fehlfunktion der Nieren zurückzuführen ist, doch wodurch diese verursacht wird, liegt noch im Bereich der Hypothese. Vermutlich haben sich dabei Viren im Zellgewebe der Nieren festgesetzt. Nach unseren Erfahrungen müssen diese Keime zur Penicillium notatum-Zyklode gehören. Sie haben natürlich nur bei vorlie- gender Diathese eine Chance, sich als Parasiten in der Niere niederzulassen. Aus diesen Überlegungen heraus setzen wir bei unserer Behandlung den Schwerpunkt auf die Penicillium notatum-Medikation. Darüber hinaus ist es wichtig, daß die Niere kräftig durchgespült wird, wofür genügend nierenspezifische Teemischungen zur Verfügung stehen. Um eine Neubildung von Uratsteinen zu verhindern, setzen wir gerne als ergänzendes Mittel Phönix Solidago* ein. Das führt bei akuten Fällen in der Regel nach zwei bis drei Tagen zu einem durchschlagenden Erfolg.

Schwierig wird die Behandlung, wenn sich die Erkrankung schon chronisch entwickelt hat. Hier bedarf es großer Geduld, bis der Patient schmerzfrei wird. Bereits existierende Gelenkdegenerationen sind natürlich nicht mehr reparabel. Das Behandlungsintervall beträgt bei chronisch Erkrankten anfangs eine Woche. Ist der Patient schmerzfrei, lassen sich die Behandlungsintervalle bis zu drei Monaten ausdehnen. Das ist natürlich individuell sehr verschieden. Wir konnten bisher auch noch keinen chronisch Erkrankten vollständig aus unserer Betreuung entlassen.

Etwas bleibt noch nachzutragen, und dieses Indiz wird uns durch die mikroskopische Untersuchung im Dunkelfeld geliefert. Bei Gichterkrankungen finden sich neben weißen Kristallen, die als Entzündungszeichen der Nieren gelten, häufig Aspergillus-Symplasten. Hat diese Erkrankung doch etwas mit einer ehemaligen Tuberkulose zu tun? Wir wissen es nicht, Überlegungen dazu bleiben vorerst reine Spekulation.

K. V., geboren 1926 (männlich):

Finger und Hände des Patienten waren durch die Gicht bereits stark verkrüppelt. Er kam 1986 zum erstenmal in meine Praxis. Herr V. war wegen seiner Erkrankung schon frühzeitig in Rente geschickt worden. Er hatte ununterbrochen heftige Schmerzen, die ihn nachts nicht schlafen ließen. Über längere Zeit verabreichte starke Anti-rheumatika hatten ihn geschwächt und veranlaßt, nach einem alternativen Behandlungsweg zu suchen. Bereits nach circa vier

---

* Naturheilmittel, das die Nierentätigkeit unterstützt

Wochen war Herr V. schmerzfrei, und wir konnten die Behandlungsintervalle auf bis zu acht Wochen ausdehnen; bei größeren Intervallen setzten die Schmerzen allerdings wieder ein.

Herr V. kommt bis heute in unsere Praxis. Hätte er nicht die verkrüppelten Hände, sähe man ihm seine Krankheit nicht an.

Primärchronische Polyarthritis (PCP)

Die primär chronische Polyarthritis, kurz PCP genannt, kann man als die schlimmste aller rheumatischen Erkrankungen bezeichnen. Im allgemeinen wird sie als systematische Erkrankung des Bindegewebes definiert; dazu gehört der Befall großer und kleiner Gelenke unter möglicher Beteiligung von Sehnen, Sehnenscheiden und Gefäßen, die außerhalb der Gelenkkapseln liegen.

Die Polyarthritis verläuft schubweise und führt am Ende zur völligen Zerstörung der Gelenkstrukturen. Die traditionelle Medizin versucht, diese Erkrankung unter anderem mit Vorgängen zu erklären, bei denen sich das Immunsystem gegen den eigenen Körper zu richten beginnt: die sogenannte Autoimmunopathie. Funktionell gesehen, bestechen diese Erklärungsversuche, bringen uns aber in der Behandlung der primär chronischen Polyarthritis nicht weiter. Denn die gerade bei dieser Krankheit massiv verabreichten Cortison- und Goldpräparate führen letztlich nur zu weiteren schweren Zerstörungen des Körpers, nun auch außerhalb des eigentlichen Krankheitsbildes. Mit derartigen Maßnahmen wird das scheinbar amoklaufende Immunsystem unterdrückt. Vorübergehend ist der Kranke zwar mehr oder weniger von Schmerzen befreit, sieht sich dann aber als Folge eines zwangsweise lahmgelegten Immunsystems mit noch größeren Schäden konfrontiert. Eine Therapie um diesen Preis bleibt nicht nur relativ, sie ist schon im Ansatz höchst zweifelhaft.

Wird mit der Therapie nach den Erkenntnissen Günther Enderleins möglichst frühzeitig begonnen, kann die Erkrankung, wie es einige Fälle in unserer Praxis bezeugen, völlig ausgeheilt werden. Ein Erfolg scheint allerdings ausgeschlossen, wenn die an PCP Erkrankten bereits jahrelang mit Cortison und anderen Antirheumatika behandelt wurden. Diese Arzneistoffe unterdrücken zwar die Schmerzen, unterbinden aber gleichzeitig die eigenen Abwehrreaktionen des Organismus. Der Körper „gewöhnt" sich an diese Substanzen und wird gewissermaßen süchtig danach. Was es bedeutet, das eigene Immunsystem zu unterdrücken, hat uns die Aids-Katastrophe wohl hinlänglich vor Augen geführt.

Bisher fand sich – und psychologisch ist mir dies allzu verständlich – nur eine Patientin, die mit unendlicher Geduld aus der chemischen Dauermedikation ausstieg. Das Cortison hatte ihr bereits das Kniegelenk zerstört. Der behandelnde Chirurg, der das befallene Gelenk durch ein künstliches ersetzen mußte, sagte, es sei ihm regelrecht zwischen den Fingern zerbröselt.

I. D., geboren 1929 (weiblich):

Diese Patientin begab sich am 21. Oktober 1985 zum erstenmal in meine Behandlung. Sie hatte bereits seit sechs Jahren PCP und stand seit dieser Zeit unter Cortison. Zur Vorgeschichte ihrer Krankheit gehörte eine im Alter von acht Jahren nach einer Operation ausgeheilte Knochenmarkentzündung im rechten Bein. In der Familie sei sonst noch nie eine rheumatische Erkrankung aufgetreten. Also läßt sich, wenn wir der Entwicklungsgeschichte der Bakterien nachgehen, annehmen, daß die ehemalige Osteomyelitis die Ursache für die rheumatische Erkrankung war.

Frau D. kam in ziemlich desolatem Zustand zu mir. Das Gesicht war deutlich infolge von Cortison aufgedunsen. Deshalb war mit einer langsamen Reduktion des Cortison zu beginnen; ein schnelles Absetzen hätte meiner Patientin die allergrößten Schmerzen bereitet. Erst nach circa einem Jahr konnte mit der eigentlichen

Behandlung begonnen werden. Ihr Zustand besserte sich zwar langsam, aber die Schmerzen, besonders im rechten Knie, blieben bestehen. Zu allem Überfluß stellte sich gegen Ende des Jahres 1987 eine Gürtelrose ein, die wir aber schnell mit Hilfe eines Gemisches aus Enderlein- und homöopathischen Präparaten unter Kontrolle bekamen. Der vorher erhöhte Blutdruck hatte sich inzwischen wieder normalisiert.

Die Behandlung setzte sich über das ganze Jahr 1988 hin fort. Da das Kniegelenk durch das Cortison zerstört war, befolgte die Patientin unseren Rat, sich einem operativen Eingriff zu unterziehen. Frau D. läuft bis heute noch an Stöcken und klagt über erhebliche Schulterschmerzen.

R. L., geboren 1937 (weiblich):

Die Patientin erschien am 29. Oktober 1988 in meiner Praxis. Sie berichtete mir, daß vor etwa sechs Wochen völlig überraschend starke, im ganzen Körper wechselnde Schmerzen aufgetreten seien. Diese Schmerzen hätten sich zunehmend auf die Gelenke konzentriert. Vorangegangen sei eine Blasenentzündung. Die behandelnde Ärztin sei zunächst ratlos gewesen, bis ein Rheumatest den eindeutigen Hinweis auf PCP gegeben habe. Eine Behandlung habe sie jedoch bisher abgelehnt, da sie von einem ebenfalls an Rheuma erkrankten Nachbarn wisse, wie sehr ihn diese Therapie mitgenommen habe. Von eben diesem Nachbarn habe sie auch meine Adresse erhalten. Er habe ihr vorbehaltlos geraten, mich aufzusuchen, da sich ihre Erkrankung noch im Anfangsstadium befinde.

Wir begannen mit der Behandlung, die glücklicherweise so gut anschlug, daß ich Frau L. nach zehn Besuchen, am 14. Januar 1989, entsprechende Arzneimittelmischungen mitgab, die sie sich nach Anweisung selbst injizieren konnte (sie wohnte nämlich 300 km entfernt). Sie kam jetzt nur noch in dreiwöchigem Abstand in meine Praxis, den wir dann auf sechs Wochen ausdehnen konnten. Am 18. September entließ ich sie schließlich als geheilt aus meiner Behandlung.

VI. Allergien

Allergien in den verschiedensten Formen sind heute weit verbreitet. Fieberhaft wird nach den Ursachen des fast seuchenhaft anmutenden Auftretens dieser neuen „Volkskrankheit" gesucht, aber mehr als eine symptomatische Behandlung und modellhafte Erklärungsversuche sind bis heute nicht dabei herausgekommen. Nach wie vor werden Corticoide, wie etwa Cortison, in hohen Dosierungen verabreicht – im vollsten Bewußtsein dessen, daß diese und andere Medikamente, die gegen Allergien eingesetzt werden, mit starken Nebenwirkungen verbunden sind und dem Kranken irreparable Schäden zufügen können.

Durch Allergentests wird versucht, denjenigen Stoff herauszufinden, auf den der Kranke mutmaßlich allergisch reagiert. Als große Allergenprobe wird ein Hauttest mit fünfundzwanzig bis dreißig Allergen-Extrakten durchgeführt. Derjenige Stoff, auf den der Patient reagiert, soll von ihm möglichst gemieden werden. Dabei kommt es allerdings häufig vor, daß der Patient auf ein Dutzend und mehr Allergene anspricht, die seine Allergie aber nicht ursächlich ausgelöst haben. Auch ist es vielen Patienten gar nicht möglich, bei der täglichen praktischen Arbeit sämtliche Allergene zu vermeiden.

Die Frage „Was ist überhaupt eine Allergie?" kann die verschiedensten Deutungen finden und ist bis heute noch nicht befriedigend zu beantworten. Geht man jedoch in der modernen Medizingeschichte ein knappes Jahrhundert zurück, so stößt man auf den Begriff der Pirquet-Reaktion. Clemens Peter Johann von Pirquet (1874 bis 1929) war ein Wiener Kinderarzt. Für die sichere Diagnose einer Tuberkulose rieb er unter Anwendung eines Impfbohrers Tuberkulin* in die Haut ein. Der so behandelte Hautabschnitt reagierte nach zwei bis drei Tagen mit Rötung und Schwellung.

Pirquet schloß daraus, daß infolge der Einbringung des Tuberkulins eine Überempfindlichkeitsreaktion stattgefunden habe, der speziell eine Tuberkulose zugrunde liegen müsse. Nach seiner Auffassung verbirgt sich hinter einer Allergie eine erhöhte oder verminderte Reaktion des Körpers auf einen von außen eingebrachten Stoff – und zwar deshalb, weil der Organismus gerade unter einer Infektion leidet. Für Pirquet war die allergische Reaktion also eine Sekundärerscheinung und eben nicht das primär zu behandelnde Geschehen.

Die heutige Medizin definiert den Begriff „Allergie“ vollkommen anders und weitet ihn erheblich aus. Sie sieht in der Allergie den Ausdruck einer Immunreaktion, die durch ein Allergen hervorgerufen wird, das den Organismus sensibilisiert. Dieses Allergen wird als Antigen bezeichnet, als das letztlich jede Substanz auftreten kann, die von dem sensibilisierten Körper als fremd erkannt wird. Hat der Organismus dieses körperfremde Antigen erst einmal als feindlichen Eindringling definiert, bildet er Antikörper als Abwehrmaßnahme. Dieser Prozeß soll dann zu den vielfältigen allergischen Erscheinungen führen, unter denen heute so viele Menschen leiden.

Die Annahme der Antikörperbildung beruht auf der sogenannten Klonselektionstheorie. Der Begriff Klon meint eine genetisch einheitliche Nachkommensgruppe, die sich von einem Mutterorganismus – entweder ein Zellverband oder ein Einzeller – durch vegetative Vermehrung, also durch Zellteilung ableitet.

Diese Erklärungsversuche hören sich recht kompliziert an und führen in der Diagnostik zu der oben geschilderten aufwendigen Spurensuche nach dem Antigen. Die Frage aber, warum der Organismus gerade auf das Allergen (Antigen) mit den entsprechenden Antikörpern reagiert, bleibt unbeantwortet – ja, sie wird nicht einmal gestellt. Ebenso wird die Möglichkeit nicht in Betracht gezogen, daß sich im Organismus eine latent vorhandene, endobiontische

---

* aus Tuberkelbazillen gewonnener Impfstoff

Erkrankung entwickelt und ständig toxische Stoffe freigesetzt werden, die auf Reizstoffe mit den verschiedenartigsten allergischen Erscheinungen reagieren.

Weiterhin bleibt die Frage ungestellt, ob nicht nur die zunehmende Überflutung durch äußere umweltschädigende Stoffe die Ursache für die sich ständig ausweitenden allergischen Erkrankungen sein könnte, sondern auch der unangemessene, ärztlich unzureichend gesteuerte Arzneimittelkonsum selbst, der in meinen Augen eine der gravierendsten Ursachen von Allergien überhaupt darstellt. Die Gewöhnung an „zwangsläufig" mit einem Medikament verbundene Nebenwirkungen untergräbt natürlich das Prinzip des Heilens à fond: Das „Heil" ist nicht ohne „Übel" zu erwirken und die Heilung vom Übel wiederum nicht ohne das Risiko neuer Übel – eine Kette ohne Ende. Könnten diese unsachgemäß angewandten Medikamente selbst nicht vielfach wie Antigene wirken? Da Überlegungen und Therapien auf der Basis von Günther Enderleins Erkenntnissen jedoch ohnehin eine einseitige Orientierung an spezifischen Symptomen ausschließen und sich bekanntlich Bedingungen, die zu einer allergischen Erkrankung führen, sehr schnell ändern können, entwickelte ich mein Behandlungskonzept auch nach den Erkenntnissen, die Pirquet aus seinen Beobachtungen gezogen hatte. Pirquet nahm bei allergischen Symptomen einen infektiösen Untergrund an. Diesen galt es zuerst zu suchen, zu erkennen und danach eine Ursachenbehandlung vorzunehmen.

Diese Ursachenbehandlung erwies sich in vielen Fällen als erfolgreich. Bei etwa 30 Prozent der behandelten Patienten allerdings versagt sie immer noch – eine Quote, die kaum befriedigen kann und außerdem hoch genug ist, um für das allergische Geschehen noch andere Ursachen anzunehmen. Weitere Beobachtungen bestärkten die Annahme, daß die Klonselektionstheorie, also Antigen-Antikörper, bei etlichen Allergiearten wohl doch eine gewisse Rolle zu spielen scheint.

Nachdem ich etliche Mißerfolge hinnehmen mußte, konzentrierte ich mich auf diejenigen Allergien, die in erster Linie von einer verborgenen Herderkrankung hervorgerufen wurden. Um diese infektspezifischen Allergien aus der Masse der allergischen Erkrankungen herauszufiltern, erstellte ich einen Übersichtsplan, der es mir ermöglichte, jene Fälle herauszunehmen, bei denen ich keinen Erfolg erwarten durfte.

Natürlich gab es auch Therapieversager bei der Behandlung von infektabhängigen Allergien. Sie waren aber in erster Linie eine Folge von vorausgegangenen, langjährigen unangemessenen und experimentellen Behandlungen.

Meine persönliche Einteilung der allergischen Erkrankungen zeigt vier Gruppierungen, die jedoch jederzeit erweitert, ergänzt und umgestaltet werden können:

1. Allergien, die durch eine blockierte infektiöse Grunderkrankung hervorgerufen werden;
2. Allergien, die durch eine fehlerhafte Hormonsynthese der Nebennierenrinde (Synthese der Corticoide und Histamine) hervorgerufen werden, wodurch in erster Linie das Nervensystem beeinflußt wird;
3. Allergien, die durch eine Antigen-Antikörperbildung hervorgerufen werden;
4. Mischformen der Gruppierungen 1 bis 3.

Als Vertreter der Pleomorphie setze ich auch bei der Behandlung von allergischen Erkrankungen in erster Linie die Enderlein-Medikamente ein. Das ist in diesem Fall nicht unproblematisch, da es sich hierbei meist um chronische Erkrankungen handelt, insbesondere dann, wenn blockierte Zustände vorliegen. Bei Allergien kommt noch der weitere Umstand hinzu, daß beim Patienten meist eine Ausscheidungsschwäche vorliegt. Es ist daher notwendig, die betreffenden Organe zu vermehrter Tätigkeit anzuregen und mit der Dosierung der Arzneimittelwirkstoffe vorsichtig zu beginnen.

Eine Überreaktion, die auftreten kann, wenn das als Reizstoff wirkende Medikament wiederholt auf eine infektiös bedingte und somit blockierte Stelle trifft, ist unbedingt zu vermeiden. Falls man diese Behandlungsregel mißachtet, wird bei dem Erkrankten eine zu starke Reaktion ausgelöst. Die durch Kopulationsprozesse entstandenen Abfallstoffe können den Körper nicht verlassen und lagern sich unter Umständen in anderen Körperteilen ein, was natürlich das Allgemeinbefinden des Patienten weiter beeinträchtigt und eine Besserung seiner Beschwerden verhindert. Deshalb setzt die erfolgreiche Behandlung von Allergien mit Enderlein-Medikamenten große Erfahrung und intensive Praxis voraus.

In der Gruppe der immer wieder periodisch auftretenden Allergien ist in erster Linie die Pollenallergie zu nennen. Hier ist die Ursache häufig in blockierten, chronisch entzündeten Nebenhöhlen zu suchen. Es ist relativ einfach, eine entsprechende Diagnose zu stellen, wenn man nach der modifizierten Nasen-Reflex-Therapie von Niels Krack* vorgeht. Obwohl diese Methode nicht zum Enderlein-Komplex im engeren Sinne zählt, halte ich sie doch für so wichtig, daß ich hier besonders darauf hinweisen möchte.

Etwa 50 Prozent der Bevölkerung in stark industrialisierten Gegenden leidet unter einem chronischen Nebenhöhleninfekt. Es verwundert daher nicht, wenn die Pollenallergie heute erschreckende Ausmaße angenommen hat. Ich kann mich noch gut daran erinnern, daß zu meiner Schulzeit vor fünfzig Jahren nur ein einziger Mitschüler von über achthundert ernsthaft darunter litt. Er wurde als Demonstrationsobjekt im Biologieunterricht von Klasse zu Klasse weitergereicht. Heute läßt sich die Pollenallergie häufig auf chronisch entzündliche Nasennebenhöhlen zurückführen. Wenn dies die alleinige Ursache ist, läßt sich die Allergie schnell beheben. Oft liegen aber Mischformen innerhalb des Allergieschemas vor, die in der Regel nicht leicht zu bekämpfen sind und auch dem Patienten einige Geduld abverlangen.

---

* Beeinflussung der Nasenschleimhäute durch Massage mit ätherischen Ölen

St. M., geboren 1939 (männlich):
Herr M., der als Straßenbahnfahrer arbeitet, konsultierte mich zum erstenmal am 19. März 1981. Er litt unter einer Schuppenflechte (Psoriasis), die sich vornehmlich auf der Kopfhaut und am Ellbogen zeigte. Gespräch und Untersuchung ergaben, daß der Patient ständig zuviel Harnsäure im Blut hatte, was sich nur mühsam mit Medikamenten regulieren ließ. Im Laufe weiterer Untersuchungen stellte sich eine deutliche Druckempfindlichkeit der rechten Niere mit dem Verdacht auf eine chronische Nierenbeckenentzündung (Pyelonephritis) heraus. Ich machte Herrn M. darauf aufmerksam und empfahl ihm, gleichzeitig eine Nierenbehandlung vorzunehmen. Bei der Psoriasis schien es sich um eine Begleiterscheinung der chronischen Nierenerkrankung zu handeln.

Bei der Parallelbehandlung beider Störungen traf ich Maßnahmen, die gleichzeitig von außen und von innen wirkten. Ich entwickelte eine Medikamenten-Mischung aus Mucokehl, Pefrakehl und Quentakehl. Diese ließ ich den Patienten zweimal täglich in die von der Psoriasis befallenen Hautstellen einreiben. Gleichzeitig behandelte ich die subakute Nierenerkrankung mit Injektionen.

Der Heilungsprozeß ging nur langsam vor sich. Als ich den Patienten darauf ansprach, sagte er mir: „Ich habe schon so viele Behandlungsversuche unternommen, alle sind erfolglos geblieben. Hier sehe ich wenigstens kleine Fortschritte. Wo soll ich denn sonst noch hingehen?“ Natürlich beruhigte mich diese Antwort, zudem meine Praxiserfahrung in bezug auf Allergien noch sehr gering war. Heute weiß ich, daß man gerade bei der Behandlung des Typus Mischallergie – denn darum handelte es sich hier – eine unendliche Geduld aufbringen muß, wenn man Erfolg haben will.

Die Behandlung meines Patienten dauerte fast ein Jahr, bis die letzten Symptome verschwunden waren – doch nur die Symptome, nicht die Erkrankung selbst. Denn am 19. Mai 1982 trat die

Psoriasis erneut auf (dieses Datum soll später bei der Wandlung von einer Allergieform in die andere noch eine Rolle spielen).

Hinzu kam ein sogenannter „Tennisellenbogen" (Epikondylitis)*, der aber sehr schnell unter Kontrolle zu bringen war. Die Psoriasis auf der Kopfhaut verschwand relativ rasch innerhalb eines Monats, flackerte jedoch zwischendurch immer wieder auf.

Im März 1983 befiel den Patienten eine schwere Ischialgie, die ihn nahezu zwei Monate bewegungsunfähig machte. Danach hatte er wieder Ruhe – bis sich (man beachte das Datum!) am 29. April 1985 ein neuer starker Schub allergischer Erscheinungen bemerkbar machte. Herr M. war urplötzlich von Heuschnupfen geplagt, unablässig tropfte die Nase, die Atemwege waren wie zugeschnürt. Er litt unter einer lebensbedrohlichen Form zunehmenden Luftmangels mit Symptomen, die vornehmlich nachts und anfallartig auftraten.

Nachdem diese Periode Mitte Mai vorüber war, hatte mein Patient wieder Ruhe. Vorsorglich behandelten wir ihn im Hinblick auf die nächste Heuschnupfenperiode bereits ab Januar 1986. Interessant war, daß mit dem Auftreten des allergischen Schnupfens die Psoriasis verschwunden war. Ab April 1986 trat der Heuschnupfen wiederum auf, diesmal aber in wesentlich abgeschwächter Form, so daß wir mit seiner Behandlung wenig Mühe hatten.

Das nächste Jahr verlief genauso. Die Erkrankung schwächte sich weiterhin ab, so daß unser Patient ab 1988 beschwerdefrei war. Auch die Psoriasis ist seitdem nicht mehr aufgetreten.

Interessant an dieser Fallbeschreibung ist, daß die allergischen Erscheinungen als Allergie und als Ischialgie durch die verschiedenen Keimblätter des Organismus gewandert sind: Die Psoriasis ist dem Ektoderm (äußeres Keimblatt) zuzuordnen, die Wirbelsäulenerkrankung dem Mesoderm (mittleres Keimblatt) und der allergische Heuschnupfen schließlich dem Entoderm (inneres Keimblatt).

---

* entzündlicher oder degenerativer Prozeß im Bereich des Ellbogens

Ihren Ausgang nahm die Erkrankung wahrscheinlich in einer Harnweginfektion im Bereich des Entoderms. Weitergewandert ist sie als Wirbelsäulenerkrankung in das Mesoderm, um ihren Weg dann in das Ektoderm zu nehmen und sich dort als Psoriasis endgültig festzusetzen. Durch die Behandlung erfolgte schließlich ein Richtungswechsel: von der Psoriasis zur Ischialgie und von dort aus zum Heuschnupfen. Auf dieser Stufe konnten wir die Krankheit endgültig ausheilen.

Erkrankungen, die durch die Keimblätter wandern und wieder umgekehrt werden, bezeichnet man als „regressive Vikariationen" (lat. vicarius = stellvertretend). Besonders gut sind diese Phänomene in der Homotoxikologielehre von Reckeweg (siehe Seite 3) beschrieben worden.

Allergien, die dem Schema 1 angehören und demnach ausschließlich auf eine blockierte infektiöse Grunderkrankung zurückzuführen sind, können in der Regel schnell und ohne großen Aufwand bekämpft und beseitigt werden. Zu diesem Allergietyp zählen sehr viele Pollenallergiker. Die bei diesen Patienten meist vorliegende chronische Nasennebenhöhlenentzündung bereitet nur zu bestimmten Jahreszeiten Beschwerden. Das hängt mit dem anatomischen Aufbau der Nasengänge zusammen. Auf jeder Seite der Nase haben wir drei Gänge. Im Krankheitsfall sind gewöhnlich die beiden oberen geschlossen, der untere bleibt jedoch offen. Da dieser untere Gang direkt in den Rachenraum führt, hat er den größten Durchmesser. Er kann also noch genügend Luft durchlassen, so daß der Betroffene glaubt, er bekomme ausreichend Luft, obwohl die Luftdurchlaßmenge verringert ist. Der Patient gewöhnt sich an diesen Zustand und fühlt sich, da er nicht massiv beeinträchtigt ist, gesund.

Kommt nun aber während der Pollenflugzeit der Reiz auf die kranke Schleimhaut hinzu, löst dies eine vermehrte hellflüssige Sekretbildung aus. Jetzt schwillt auch der untere Nasengang, der große, bisher noch offene Luftweg, zu. Damit wird der Abflußzugang für die Tränenflüssigkeit von den Augen in die Nase verlegt, und durch den Rückstau quillt das Auge über. Damit ist das Erscheinungsbild des Pollenallergikers perfekt.

Für den Betroffenen ist dies ein überaus unangenehmer Vorgang, der sich allerdings durch die Ausheilung der Herderkrankung rasch beheben läßt. Rein operativ ist das nicht zu erreichen, auch nicht durch Injektionen oder Tabletten. Ein sehr wichtiger Therapieansatz für die Heilung dieser Beschwerden liegt in der bereits erwähnten weiterentwickelten Nasen-Reflex-Methode nach Krack. Diese läßt sich noch durch einige entzündungsbekämpfende Naturheilmittel unterstützen.

D. Z., geboren 1937 (weiblich):
Am 26.März 1983 erschien eine Patientin mit Asthma Typ 4 (Mischform mit erblicher Disposition) in meiner Praxis. Dies ist die schwerste Erscheinungsform eines allergischen Asthmas. Die Patientin sprüht seit Jahren Intal und ab und zu, bei besonders schweren Luftmangelerscheinungen, mäßig Cortison. Sie mußte mit äußerster Umsicht behandelt werden. Selbst bei geringfügiger Überdosis traten Abbauschwierigkeiten der gelösten Abfallstoffe auf, denn bei Asthma kann die Lunge ihre Funktion als Ausscheidungsorgan nicht mehr erfüllen.

Die Behandlungsdauer erstreckte sich über mehr als zwei Jahre. Ab dem 3. Mai 1985 war die Patientin nahezu ohne Beschwerden. Danach brach sie die Behandlung ab. Noch sporadisch auftretende Anfälle konnte sie selbst ganz schnell mit Intal abfangen.

Wahrscheinlich wird es in einem solchen Fall nie gelingen, die Erkrankung vollständig auszuheilen, da nur ein Teil der blockierten krankheitserregenden Mikroorganismen abgebaut werden kann. Die noch vorhandenen pathogenen Keime können von dem Patienten selbst eingedämmt werden. Hier hilft auch eine Diät, da die Toxinzufuhr durch ausgewählte Nahrungsmittel stark reduziert wird.

J. Z., geboren 1972 (männlich):
Bei diesem Patienten handelt es sich um den Sohn der oben geschilderten Patientin. Es kommt häufig vor, daß Kinder die allergische Veranlagung ihrer Eltern im Erbweg übernehmen.

Der Patient hatte ein asthmatisches Leiden, gekoppelt mit einem allergischen Schnupfen (Rhinitis anaphylactica), der ganz regelmäßig jedes Jahr von Mai bis Juli auftrat. Er war zum erstenmal am 6. Juni 1983 in meiner Praxis und kam dann wöchentlich einmal bis zum 17. Dezember 1985. Danach war er zwischenzeitlich anfallfrei. Er hatte noch einmal einen Asthmaanfall am 16. April 1986, der aber durch eine einzige Injektion aufgefangen werden konnte.

Seit dieser Zeit ist er ganz beschwerdefrei. Der Heuschnupfen ist seit Sommer 1985 nicht mehr aufgetreten. Auch in diesem Fall hat sich gezeigt, daß ein Leiden möglichst frühzeitig behandelt werden sollte, weil dann die Aussicht besteht, eine solche Allergieerkrankung vollständig auszuheilen.

Neurodermitis

Häufig ist allergisches Asthma an eine Neurodermitis gekoppelt. Hierbei handelt es sich um eine entzündliche, chronisch verlaufende Hauterkrankung mit Ekzembildung. Da die Schulmedizin bei beiden Erkrankungen sehr oft mit hohen Cortison-Dosen arbeitet, werden die vorliegenden Blockaden in keinem Fall gelöst. Vielmehr weicht die Hauterkrankung der massiven Cortisonbehandlung nur aus, und die Symptome verschwinden. Der Patient ist froh, daß er seinen Juckreiz los ist, ahnt aber nicht, daß hier nur der „Teufel“ mit „Belzebub“ vertrieben wurde und er eine schlimme Krankheit gegen eine noch schlimmere eingetauscht hat. Die Wanderung innerhalb der Keimblätter beginnt: Der Parasit, in diesem Fall der Erreger der Neurodermitis, der aus dem Aspergillus-Kreislauf stammt und daher sehr auf die Atemwege bezogen ist, setzt sich in den Bronchien fest und beginnt nun dort mit seiner unheilbringenden Tätigkeit. Der Patient scheint seine Neurodermitis zwar „besiegt" zu haben, doch letztlich hat er sie nur gegen Asthma eingetauscht, das wegen des Luftmangelsyndroms wesentlich unangenehmer ist und zuweilen sogar lebensgefährdende Formen annehmen kann.

Was nun? In der Regel wird der Patient dazu angehalten, Cortison zu sprühen. Nach einiger Zeit ist das Asthma verschwunden, doch die Neurodermitis erscheint wieder auf dem Plan, und ein Kreislauf beginnt, aus dem es kein Entrinnen gibt. Die Blokkade der Mikroben perfektioniert sich durch diese Behandlung derart nachhaltig, daß eine erfolgreiche Intervention kaum noch möglich ist: Der Patient ist unheilbar krank.

Eine gewisse Linderung kann höchstens durch eine strenge Diät erzielt werden. Patienten, die diese Vorgänge aufmerksam beobachten und die Zusammenhänge erkennen, sprechen zwar manchmal ihre Ärzte darauf an, doch bleiben ihre Beobachtungen nur allzuoft ohne Resonanz. Es heißt dann, jede Erkrankung sei ein ganz eigenständiges Phänomen für sich. Der Patient sieht sich widerlegt, denn der sachlichen Autorität zollt er eher Respekt als der eigenen laienhaften Beobachtung.

Ch. G., geboren 1975 (weiblich):

Die Patientin besuchte unsere Praxis zuerst am 25. November 1988. Der Befund lautete: Herpes labialis (Reizbläschen an den Lippen), Angina lacunaris (eine Form der Mandelentzündung) und Neurodermitis. In diesem Falle hatte die Erkrankung schon mehrere Stadien durchlaufen. Das Mädchen war immer müde und unfähig, dem Schulunterricht zu folgen. Die Vorgeschichte ergab: Röteln, zweimal Scharlach, Lungenentzündung, Windpocken, Mittelohrentzündung, Bronchitis. Ein Allergietest beim Hautarzt ergab Empfindlichkeitsreaktionen gegenüber Hausstaub, Milben und Tierhaaren.

Wir behandelten mit Enderlein-Medikamenten, die wir zusätzlich noch mit homöopathischen Mitteln kombinierten. Zunächst traten mehrmals hintereinander Mandelentzündungen auf, die aber schnell unter Kontrolle zu bringen waren. Nachdem wir die Entzündungserscheinungen, die als Superinfektionen* zu werten waren, endgültig zum Verschwinden gebracht hatten, wurde der wahre Hintergrund der Hauterkrankung sichtbar: ein Erreger aus der Aspergillus-Zyklode, der sich in einer heftigen Bronchitis zeigte. Nach entsprechender Behandlung trat eine langsame Besserung ein. Schließlich verschwand die Dauermüdigkeit ganz. Seit April 1990 kann die Patientin als geheilt gelten.

M. K., geboren 1971 (männlich):

Da man dem allergischen Asthma immer wieder begegnet, soll hier ein weiterer Fall geschildert werden: Der junge Mann hatte seit seinem achten Lebensjahr Asthma. Auch hier wechselte es zuerst, verschwand zeitweise, und an seine Stelle traten Hautausschläge. Sie blieben schließlich aus, doch das Asthma hielt sich dominant. Der Patient litt auch häufig an einer Angina des Seitenstrangs, die mit einer Unmenge von Antibiotika behandelt worden war. Der obligatorische Allergietest ergab eine Überempfindlichkeit gegenüber Pollen, Gräsern, Katzenhaaren und Schimmelpilzen. Die Reaktion auf Schimmelpilze ist insofern interessant, als die Kulminanten, also der Höhepunkt der Zyklodenentwicklung, unserer Mittel auch in diesem Bereich anzusiedeln sind.

Die Behandlung begann am 14. Januar 1989 mit Mucor und Utilin S. Die Reaktion darauf äußerte sich jedesmal in Form von

* erneute Infektion mit demselben Erreger bei noch bestehendem Erstinfekt und nach unvollkommender Immunität

Fieber und Halsentzündung. Daraufhin wurden nur noch die Mandelnarben mit Notakehl und Pefrakehl umspritzt. Es trat eine stetige Besserung ein, und der Patient konnte schließlich nach insgesamt neunzehn Behandlungen am 1. Dezember 1989 als geheilt entlassen werden.

VII. Die Bedeutung von Herderkrankungen

Die Bedeutung von Herderkrankungen für den Organismus wird bei der Diagnosefindung häufig nicht oder nicht ausreichend erkannt. Heute kann man davon ausgehen, daß in stark industrialisierten Gebieten rund 50 Prozent der Bevölkerung unter einer chronischen Nasennebenhöhlenentzündung leiden. Die Auswirkungen solch einer ständigen Entzündung auf unseren Körper werden jedoch nur äußerst selten in Zusammenhang gebracht mit Krankheitssymptomen, die an den verschiedensten Stellen im Organismus auftreten können. In Unkenntnis von geeigneten Untersuchungs- und Therapiemöglichkeiten – im vorliegenden Fall zum Beispiel der Nasen-Reflex-Therapie nach Krack (siehe Kap.VI, Allergien) – sind Fehldiagnosen häufig vorprogrammiert. Zwei Fallbeispiele aus unserer Praxis sollen dies dokumentieren.

Es handelt sich dabei um zwei Patienten, bei denen nach wochenlangen aufwendigen Untersuchungen „Encephalomyelitis disseminata“, besser bekannt unter der Bezeichnung „Multiple Sklerose“ in der progredienten (voranschreitenden) Form diagnostiziert wurde. Dies ist eine Erkrankung, die lebenslanges Siechtum bedeutet, meist Arbeitsunfähigkeit nach sich zieht und ständige Betreuung erfordert. Allein schon die Stellung einer Diagnose, ob nun gerechtfertigt oder nicht, kann junge Menschen in eine verzweifelte Situation bringen. In den beiden vorliegenden Fällen erwies sich diese als „gesichert“ geltende Diagnose – glücklicherweise – als falsch. Denn im Falle einer tatsächlich vorliegenden Multiplen Sklerose versagt auch unsere Therapie, und es wäre unrecht, hier falsche Hoffnungen zu wecken.

S. P., geboren 1959 (männlich):

Dieser Patient hatte nach einem Arbeitsunfall am 7. Februar 1985, einem Sturz, seit vierzehn Tagen Rückenschmerzen mit Gefühlsminderung an der Außenseite des linken Oberschenkels, der linken Brust und der Bauchaußenseite. Er maß diesen Symptomen zunächst keine Bedeutung bei. Der Hausarzt überwies ihn jedoch zur neurologischen Untersuchung, die allerdings ohne Ergebnis blieb. Die Symptome verschwanden dann auch, bis sich Anfang Juni 1986 ein Kreislaufkollaps einstellte, der von einem Herpes simplex (Viruserkrankung der Haut und der Schleimhäute) begleitet war. Der Hausarzt überwies den Patienten zur stationären Untersuchung und Behandlung ins Krankenhaus. Die behandelnden Ärzte fanden außer dem Herpes nichts. Sie führten den Kreislaufkollaps auf eine akute Gastroenteritis (gleichzeitige Schleimhautentzündung des Magens und Dünndarms) zurück. Herr P. wurde entlassen, kam aber am 2. Juli 1986 erneut für zwei Tage in stationäre Behandlung: Er klagte über Schwindel, allgemeines Schwächegefühl sowie Taubheit im Daumen und Zeigefinger links. Es wurde wiederum nichts festgestellt. Der Zustand des Patienten wurde durch eine psychische Dysregulation erklärt, deren Ursache in „Hypochondrie“ zu suchen, also nur eingebildet sei. Der Patient wurde zur Untersuchung an einen Facharzt für Neurologie und Psychiatrie überwiesen, doch auch dieser konnte nichts Wesentliches feststellen.

Inzwischen traten bei Herrn P. jedoch vermehrt Schwindelanfälle, Kraftlosigkeit, Kopfschmerzen sowie Lähmungserscheinungen der linken Körperhälfte auf. Außerdem nahm er zehn Kilogramm ab. In der Zeit vom 12. Juli bis 24. September 1986 wurde er zur stationären Behandlung in eine Universitätsklinik eingewiesen. Hier stellte man eine Gesichtsnervlähmung (Facialisparese), hauptsächlich im Bereich des Mundastes, fest. Eine Rückenmarkpunktion ergab einen wahrscheinlichen Befall durch Mumpsviren, die sich nach

Meinung des Radiologen mit seiner Befunderhebung einer parainfektiösen Encephalitis (Gehirnentzündung) deckten. Das Kernspintogramm zeigte verschiedene Entzündungsherde im Bereich des Hirnstamms. Eine Untersuchung wegen Hörschwierigkeiten beim HNO-Arzt verlief negativ. Herr P. wurde zur ambulanten Weiterbehandlung entlassen. Vom 18. März bis 20. Mai 1987 wurde er jedoch erneut in die Nervenklinik eingewiesen, da er heftiges Kribbeln im Bereich der rechten Hand verspürte. Im weiteren Verlauf waren auch der rechte Fuß und die linke Hand betroffen. Darüber hinaus stellte sich ein Einschnürgefühl im Brustbereich ein. Die Diagnose einer parainfektiösen Encephalitis war nicht mehr aufrechtzuerhalten. Statt dessen lag nun der Verdacht auf eine „Encephalomyelitis disseminata", also eine Multiple Sklerose nahe, die mit einer Interferon-Therapie angegangen wurde. Diese brachte jedoch nicht den erhofften Erfolg, so daß der Patient am 20. Mai 1987 zur ambulanten Weiterbehandlung entlassen wurde.

Mit dieser letzten Diagnose kam Herr P. am 1. November 1987 in meine Praxis. Er betonte, daß er sehr häufig unter Drehschwindel leide, oft Fieber habe und sich dazwischen auch immer wieder erbrechen müsse. Die rechte Hand sei taub, außerdem habe er häufig Gleichgewichtsstörungen. Momentan habe er die Empfindung von leichtem Schwindel, der sich bei Anstrengung verschlimmere, und wenn er den Kopf beuge, laufe ein Vibrieren durch seine Wirbelsäule, das bis hinunter zum Fuß gehe.

Bei der Blutuntersuchung im Dunkelfeld war eine mittlere Mucor-Aspergillus-Belastung erkennbar. Überraschend hoch war die Zahl der abgestorbenen Leukozyten, was in der Regel auf einen Degenerationsschub im Gewebe hindeutet. Äußerlich waren keine weiteren Krankheitszeichen zu erkennen.

Das mir vorgelegte Computertomogramm machte mich jedoch stutzig: Unter der linken oberen Schädeldecke waren zwei Entzündungsherde erkennbar. Wenn ich nun einen Verbindungsstrich zwischen diesen beiden Herden zog und diesen nach vorn hin zur Stirn verlängerte, endete er in der linken Frontalnasennebenhöhle; nach hinten verlängert, endete er über dem Kleinhirn, wo sich das Koordinationszentrum zur Steuerung der Bewegungsabläufe befindet.

Ich äußerte Herrn P. gegenüber meinen Verdacht auf einen chronischen Entzündungsherd in den Nasennebenhöhlen. Mein Patient zeigte sich sehr erstaunt und wies mich darauf hin, daß alle diesbezüglichen Untersuchungen bereits ohne jedes Ergebnis durchgeführt worden seien.

Dennoch bestand ich auf der Untersuchung, und das Resultat gab mir die Bestätigung dafür, daß in der linken Stirnhöhle ein Entzündungsherd saß, der unbedingt beseitigt werden mußte. Dies teilte ich dem Patienten mit und erklärte ihm, daß nach meinen Untersuchungsergebnissen eingeschlossene Erreger auf irgendeine Weise von der Frontalhöhle bis zum Kleinhirn gewandert seien. Dort hätten sie sich dann eingenistet und mit ihrem Zerstörungswerk begonnen. Es bestand aber die Hoffnung, daß bisher entweder noch keine oder eine nur geringe Degeneration im Kleinhirn stattgefunden habe. Der Patient gab mir seine Einwilligung zur Behandlung. Diese bestand im wesentlichen darin, den Entzündungsherd in der Stirnhöhle zu beseitigen und durch Infiltrationen am Hinterkopf, in der Hauptsache mit Notakehl, dem entzündlichen Vorgang Einhalt zu gebieten und die Erreger auszuschalten. Die Behandlungen erfolgten im wöchentlichen Abstand und konnten bereits nach drei Monaten abgeschlossen werden. Danach blieb der Patient beschwerdefrei. Von einer Multiplen Sklerose konnte keine Rede sein.

D. K., geboren 1968 (weiblich):

Auch hier lautete die klinische Diagnose wieder: „Multiple Sklerose“. Nach dem mir vorgelegten Untersuchungsbericht litt die junge Frau unter ständig wiederkehrenden, chronischen Blasenentzündungen. Wegen einer Störung der Schilddrüse erhielt sie regelmäßig Euthyrox 50. Als Kind hatte sie einmal eine Mittelohrentzündung gehabt. Der Untersuchungsbericht erwähnte ferner Beschwerden in Form eines Gefühls von eingeschlafenen Füßen, das sich bis zu den Beinen hinaufzog, ein Kribbeln im Bereich der rechten Gesichtshälfte und eine allmählich zunehmende Unsicherheit beim Gehen. Hinzu kamen leichter Brechreiz, Übelkeit, Doppelbilder beim Fixieren von Gegenständen und gelegentlich eine verschwommene Wahrnehmung.

Die üblichen apparativen Untersuchungen hatten angeblich einen „sicheren Hinweis" auf einen chronisch entzündlichen Prozeß im Zentralnervensystem ergeben. Behandelt wurde die Patientin in der Klinik mit hochdosierten Cortisongaben und mit Euthyrox.

Bei der Anamnese bestätigte die Patientin mir im wesentlichen die oben angegebenen Krankheitssymptome. Darüber hinaus erwähnte sie lang andauernde Kopfschmerzen und ständige Schmerzen in den Beinen. Sie fühle sich jetzt ständig kraftlos, manchmal habe sie Schüttelfrost, Gesichtsneuralgien, starke Krämpfe bei der Periode, und öfter blute sie auch aus beiden Ohren und der Nase.

Bei der Untersuchung stellte ich eine chronische Pansinusitis (gleichzeitige Entzündung aller Nasennebenhöhlen) sowie eine akute Blasenentzündung fest. Da ich von früheren Fällen wußte, daß auch eine chronische Blasen- und/oder Nebenhöhlenentzündung zu dem oben beschriebenen Krankheitsbild führen kann, war ich der Diagnose „Multiple Sklerose" gegenüber sehr skeptisch. Als erstes einmal setzte ich das Cortison ab, das die offensichtlich einmal gutaussehende Patientin bereits arg entstellt hatte.. Während sich die chronische Nasennebenhöhlenentzündung durch meine Behandlung relativ schnell unter Kontrolle bringen ließ, bereitete mir die Blasenentzündung dagegen sehr große Schwierigkeiten. Der Patientin ging es zwar zunehmend besser, und ihre Lebenslust war vollständig zurückgekehrt, doch während des ganzen Jahres 1989 und noch bis zum August 1990 traten in Abständen immer wieder

Attacken der noch nicht vollständig ausgeheilten Blase auf. Deshalb schickte ich meine Patientin zwischendurch zum Urologen. Eine Blasenspiegelung ergab, daß sich die Blase nicht restlos leeren konnte: Ein Teil des Urins floß beim Abgang wieder in die Blase zurück, so daß sie nie ganz frei von Erregern war. In Ermangelung eines wirklich besseren Vorschlages stimmte ich einem operativen Eingriff zu.

Doch auch diese Operation blieb ohne Erfolg. Am 7. August 1990 kam die Patientin erneut mit einer akuten Blasenentzündung in meine Praxis. Jetzt setzte ich unter anderem auch ein neu entwickeltes Medikament ein, Rebas, das aus den Peyerschen Plaques gewonnen wird.*

Dies brachte nun endgültig den ersehnten Erfolg. Beim Abgang des Urins löste sich ein sehr übelriechender und bereits zersetzter dunkler Blutklumpen aus der Blase – ein idealer Nährboden für Bakterien. Wahrscheinlich hatte sich über längere Zeit hin unmittelbar am Harnleitereingang eine schwach blutende Wunde befunden, die bei der Spiegelung nicht erfaßt werden konnte. Jedenfalls ist die Patientin seit der Medikamentierung mit Rebas gesund. Von einer Multiplen Sklerose konnte nie die Rede sein.

Es lohnt sich also, bei Verdacht auf MS immer nach Herderkrankungen zu suchen, da die ausgeschiedenen Bakteriengifte zu Ausfallerscheinungen führen können, die den Symptomen einer Multiplen Sklerose durchaus ähnlich sind. Interessanterweise konnte ich dagegen bei echten Erkrankungen an MS bisher nie eine Herderkrankung feststellen.

---

* Die Peyerschen Plaques sind im Dünndarm angesiedelte lymphatische Abwehrorgane.

VIII. Erkrankungen bei Kindern

Erfreulich sind immer die oft verblüffenden und schnellen Heilerfolge bei Kindern, die mit Hilfe der Enderlein-Therapie zu erzielen sind. Dies gilt auch für die bei Kindern häufig auftretenden Erkrankungen der Mandeln, der Atemwege und der Ohren, um hier nur einige Beispiele zu nennen.

Zurückzuführen sind die Erfolge vor allem darauf, daß bei Kindern in der Regel noch keine chronischen Krankheitsformen (Blokkaden) vorliegen. Sind bestimmte Erkrankungen allerdings schon mit Cortison oder mit Antibiotika vorbehandelt, dauert die biologische Therapie entsprechend länger.

Die Erfahrung zeigt, daß die Enderlein-Medikamente bei Kindern und Jugendlichen in niedriger Potenzierung, also in stärkerer Konzentration verwendet werden können, ohne daß es zu heftigen Reaktionen kommt. Dies ist auf den schnelleren Stoffwechsel bei jungen Menschen zurückzuführen, durch den die entstehenden Abfallprodukte rascher abgebaut werden können. Diese Möglichkeit der niedrigeren Potenzierung bezieht sich aber nur auf die isopathischen Arzneimittel nach Enderlein und ist nicht übertragbar auf die Behandlung mit homöopathischen Mitteln.

Meiner Ansicht nach läßt sich die Enderlein-Therapie im Bereich der akuten Erkrankungen bei Kindern gut reproduzieren. Das heißt, daß diese Therapie in der Kinderheilkunde breite Anwendung finden sollte, einerseits um den erkrankten Kindern möglichst schnell und umgehend zu helfen, andererseits um der Entwicklung chronischer Krankheiten wirksam vorzubeugen.

Aus der Vielzahl von Beispielen wurde die folgende Patientengeschichte ausgewählt, womit die schnelle Wirksamkeit der Enderlein-Therapie eindrucksvoll dokumentiert werden kann.

A. N. geb. 1983 (weiblich):

Am Vormittag des 13. Dezember 1988 rief mich eine verzweifelte junge Mutter aus Köln in meiner Praxis an. Ihre fünfjährige Tochter habe seit zehn Tagen hohes Fieber. Eine Blutuntersuchung sei ohne eindeutiges Ergebnis geblieben. Die behandelnden Ärzte konnten keine genaue Diagnose stellen und therapierten mit Antibiotika, aber ohne Erfolg. Es bestand nun die Gefahr einer Lungenentzündung und einer weiteren Verschlechterung des Gesundheitszustandes. Eigentlich müßte das Mädchen in ein Krankenhaus eingewiesen werden Die Mutter bat jedoch um einen Tag Aufschub, um sich über andere Behandlungsmöglichkeiten zu informieren. Von einer Freundin hatte sie von der Enderlein-Therapie erfahren.

Ich schlug der aufgeregten Frau vor, mit dem Kind in meine Praxis zu kommen. Noch am frühen Nachmittag trafen Mutter und Tochter ein. Die Kleine war in einem erbarmungswürdigen Zustand und derart apathisch, daß sie nicht einmal den Einstich bei der Blutentnahme wahrnahm.

Der Blutstropfen wurde im Dunkelfeldmikroskop untersucht. Was ich dort zu sehen bekam, war faszinierend: Es wimmelte nur so von den unterschiedlichsten Mikroben, und mir wurde klar, warum das Kind so krank war.

Unverzüglich zog ich eine Mischspritze aus 1 ml Mucokehl D 5 und 1 ml Nigersan D 5 auf und injizierte beide Arzneimittel in den Gesäßmuskel. Außerdem gab ich der Mutter noch ein kleines Fläschchen Belladonna D 6* mit der Anweisung auf den Weg, das Fieber während der Nacht alle halbe Stunde zu überprüfen und dem Kind jedesmal 5 bis 10 Tropfen davon einzuflößen. Dadurch sollte verhindert werden, daß das Fieber weiter anstieg.

---

* homöopathisches Medikament, gewonnen aus der Tollkirsche (Atropa belladonna)

Mit der Mutter war vereinbart, daß sie mir am nächsten Tag telefonisch Nachricht geben sollte. Ihr Anruf erreichte mich gegen zehn Uhr am nächsten Morgen. Sie berichtete mir, ihre Tochter habe am frühen Morgen grünen und gelben Eiter uriniert, und danach sei das Fieber gesunken. Jetzt sei die Kleine zum ersten Mal seit fast zwei Wochen fieberfrei und habe wieder Appetit.

Was war geschehen? Das Kind hatte eine aufsteigende Sepsis (Blutvergiftung) gehabt, die von der Blase ausging. Es handelt sich hier um eine schwere Erkrankung, die ohne weiteres schlimme Folgen hätte nach sich ziehen können. Das Problem hierbei war, daß die Diagnose mit den üblichen Verfahren von den behandelnden Ärzten offensichtlich nicht rechtzeitig gestellt werden konnte und sich die Erkrankung somit immer mehr ausgeweitet hätte.

Ich habe diese Fallgeschichte, die zugegebenermaßen etwas spektakulär anmuten wird, bewußt ausgewählt, um zu verdeutlichen, daß die Enderlein-Therapie auch bei schwersten, akuten Erkrankungen erfolgreich anwendbar ist. Die für den Laien gewiß verblüffende Heilung ist repräsentativ für viele andere nachweisbare Beispiele aus unserer Praxis. Das vorliegende Fallbeispiel dokumentiert überzeugend, daß Enderlein mit seinen genialen Erkenntnissen Möglichkeiten einer mit der Natur und für den Menschen arbeitenden Heilkunde aufgezeigt hat. Bleibt nur zu hoffen, daß diese wissenschaftlichen Erkenntnisse künftig zum Wohle der leidenden Menschen eingesetzt werden.

Eine Anmerkung zum Kapitel „Schlaganfall“

Laut Statistik sterben jedes Jahr allein in Deutschland etwa 50.000 Patienten an den Folgen von Schlaganfällen. Die Anzahl der an lebenslangen Verkrüppelungen leidenden Menschen dürfte wesentlich höher liegen, ist aber amtlich nicht erfaßt.

In der Hoffnung, daß meine Behandlungsvorschläge der ersten Auflage dieses Buches (April 1992) aufgegriffen und überprüft würden, beschrieb ich exakt den Therapievorgang mit der Maßgabe, ihn möglichst schnell durchzuführen. Die Behandlungstechnik ist für den Fachmann in kurzer Zeit erlernbar. Nach Ausgrenzung aller nicht therapierbaren Fälle dürfte die Anzahl der Menschen, denen man helfen könnte, mit jährlich etwa 80.000 eher zu niedrig veranschlagt sein.

Geschehen – außer einer staatlich verordneten Pflegeversicherung – ist bis heute nichts.

Nachwort

Mehr als siebzig Jahre sind vergangen, seitdem sich Günther Enderlein mit seinen Erkenntnissen erstmals an die Öffentlichkeit wandte. Aber immer noch ist er in Deutschland selbst in Fachkreisen ein unbekannter oder völlig verkannter Forscher geblieben und dies, obwohl Enderlein im Ausland mehrere Auszeichnungen für seine Forschungsarbeiten erhielt. So sind es bis heute nur wenige Behandler, die sich konsequent der Enderlein-Therapie verschrieben haben.

Im Rückblick auf meine eigenen zwanzigjährigen Praxiserfahrungen weiß ich, daß die Anwendungsmöglichkeiten und die Einsatzbereiche der Enderlein-Therapie noch bei weitem nicht ausreichend erforscht sind. Meine theoretischen Überlegungen und praktischen Erfahrungen lassen die Annahme zu, daß in vielen Medizinbereichen, vor allem bei den Gefäß- und Stoffwechselerkrankungen, in der Chirurgie, in der Kinderheilkunde, bei der Bekämpfung vieler Krebserkrankungen und in der Altersheilkunde (Geria- trie) sowie bei der vorbeugenden Gesundheitsvorsorge die Enderlein-Therapie eine der wichtigsten Behandlungsmöglichkeiten darstellt, sie aber zur Zeit bis auf wenige Ausnahmen völlig unberücksichtigt bleibt.

Vor dem Hintergrund einer Kostenexplosion im Gesundheitswesen und einer zunehmenden fachlichen Spezialisierung der einzelnen Fachgebiete der Medizin ist es unverständlich, wie ein nachweislich höchst wirksamer und kostengünstiger Therapieansatz über Jahrzehnte unbeachtet geblieben ist. Hier besteht die Notwendigkeit einer prinzipiellen Offenheit der etablierten Medizin, diese Therapieform wenigstens einer Prüfung zu unterziehen, die allerdings die Besonderheiten dieser Heilmethode berücksichtigt. Ebenso wichtig ist es, daß sich Naturheilkundler und Schulmediziner zu einer engeren Kooperation zusammenfinden und ihre Kräfte nicht in sinnlosen Diskussionen über die Wirksamkeit der naturheilkundlichen

Ansätze vertun oder bestimmte Ansätze im vorhinein schon als nicht „wissenschaftlich“ aburteilen, nur weil die derzeit geltenden erkenntnistheoretischen Grundlagen hierfür nicht ausreichen. Was aber, wenn Günther Enderlein und vor ihm Antoine Bechamp am Ende doch recht behalten?

Die Beschäftigung mit dieser Frage führt uns zu der Verantwortung gegenüber dem Einzelnen. Dieser kommt krank und hilfesuchend zu den Ärzten, zu den Heilpraktikern und gerade dann, wenn es um die Gesundheit und um das Leben des Menschen geht, muß auch das vielleicht heute noch Undenkbare untersucht und auf seine Wirksamkeit hin geprüft werden. Wie sonst wäre ein wirklicher Fortschritt in der Medizin und in der medizinischen Versorgung der Bevölkerung zu erreichen?

Meine Hoffnung ist es, mit Hilfe dieses Buches eine öffentliche Diskussion in Gang zu setzen, die bewirken soll, daß die Erkenntnisse Enderleins in der medizinischen Forschung berücksichtigt werden und somit weiteren Generationen eine der wirksamsten und hoffnungsvollsten Therapien in ausreichendem Maß zugänglich sein wird.

Danksagung

Mein besonderer Dank für die Unterstützung gilt dem Verlag, vor allem Herrn Jürgen Schmidt und Frau Sylvia Luetjohann. Ferner danke ich Herrn Dr. Jan Discart, der freundlicherweise das Vorwort geschrieben hat.

Franz Arnoul

Literaturhinweise

Arnoul, Franz/ Schwerdtle, Cornelia: Einführung in die Dunkelfeld-diagnostik. Die Untersuchung des Nativblutes nach Prof. Dr. Enderlein. Semmelweis-Verlag, Hoya 1994

Bleker, Maria: Bluntersuchung im Dunkelfeld nach Prof. Dr. Günther Enderlein. Semmelweis-Verlag, Hoya 1993

Dosch, Peter: Lehrbuch der Neuraltherapie nach Hunecke. Haug-Verlag, Heidelberg 1978

Enderlein, Günther: Bakterien-Cyclogenie, Semmelweis Verlag, Hoya 1981

Enderlein, Günther: AKMON – Bausteine zur Vollgesundheit und Akmosophie, Band I, Heft 1-3. Ibica-Verlag, Aumühle, Bez. Hamburg, 1955-1959

Prigge, W./ Prigge-Stein, R.: Nativblutuntersuchung im Dunkelfeld und bioelektronische Messung nach Vincent. Arbeitsmappe III, Selbstverlag Hannover 1990

Reckeweg, Hans-Heinrich: Homotoxikologie – Ganzheitsschau einer Synthese der Medizin. Aurelia–Verlag, Baden Baden 1977

Windstosser, Karl: Polymorphe Symbionten. Semmelweis-Verlag, Hoya 1995

Hinweis:

Anfragen zur Enderlein-Therapie, insbesondere auch zu Fortbildungsveranstaltungen (für Behandler), sind bitte zu richten an die

Gesellschaft zur Förderung von Pleomorphismus
und Ganzheitsmedizin e.V.
c/o Reichl Verlag
Auf dem Hähnchen 34
D–56329 St. Goar

Anfragen an den Verfasser werden durch die Gesellschaft weitergeleitet.

Worterklärungen

(* bezeichnet Enderlein-Fachbegriffe)

Adjuvans – Zusatz zu einer Arznei mit unterstützender Wirkung

Aids – virusbedingte erworbene Immunschwäche, charakterisiert durch das Auftreten von fortdauernden oder immer wiederkehrenden Krankheitsbildern, die auf Defekte im zellulären Immunsystem hinweisen

Allergen – Substanz, die eine > Allergie hervorruft

Allergie – vom normalen Verhalten abweichende krankhafte Reaktion des Organismus auf bestimmte körperfremde Stoffe (> Allergene, Antigene)

Ambivalent – doppeldeutig

Anaerobier – Mikroorganismen, die auch ohne Sauerstoff leben können (z.B. Darmbakterien)

Anamnese – Erhebung der Vorgeschichte des Patienten

Angina lacunaris – Tonsillitis; Mandelentzündung mit Belägen der Mandeloberflächen

Angina pectoris – Herzenge; Erkrankung, die auf eine Verengung der Herzkranzgefäße zurückzuführen ist; äußert sich durch anfallartig auftretende Schmerzen im Brustkorb, die in die linke, teilweise auch in die rechte Schulter-Arm-Hand-Region ausstrahlen

Antibiotika – Wirkstoffe aus Stoffwechselprodukten von Mikroorganismen (Bakterien, Schimmelpilze) mit abtötender oder hemmender Wirkung; werden in der Schulmedizin gegen >Viren, >Bakterien, Pilze und Protozoen (Einzeller) eingesetzt

Antigen – Substanz mit der Fähigkeit, in unserem Körper eine >Immunreaktion, das heißt, eine Bildung von >Antikörpern hervorzurufen

Antikörper – Eiweißstoffe, die von bestimmten Abwehrzellen unseres Körpers gegen körperfremde Stoffe (>Antigene) gebildet werden

Anus praeter – künstlicher Darmausgang

Apathogen – keine Krankheiten hervorrufend

Arteria femoralis – Oberschenkelschlagader

Arthritis – akute oder chronische Gelenkentzündung

Arthrose – degenerative Gelenkerkrankung

Aseptisch – keimfrei

Aspergillose – durch Arten der Schimmelpilzgattung > Aspergillus verursachte Erkrankung, vor allem im Bereich der Atemwege

Aspergillus niger – Kolbenschimmel; Schimmelpilzart, wurde von van Thieghem erstmals beschrieben

Asthma – anfallsweise hochgradige Atemnot

Auskultation – Diagnosemethode; Abhören der im Körper entstehenden Schallzeichen, z.B. in Herz und Lunge

Autoimmunopathie – Krankheit, die nach Ansicht der Schulmedizin auf die Bildung von > Antikörpern gegen körpereigene Elemente und deren schädigenden Einfluß auf den Organismus zurückzuführen ist

Bakterien – einzellige Kleinstlebewesen (Mikroorganismen), die sich durch Teilung vermehren; kugelige, stäbchenförmige oder schraubige Formen (Kokken, Spirillen)

Bakteriologie – Wissenschaft von den >Bakterien

Betablocker – Medikamente, die auf bestimmte Rezeptoren des Nervensystems hemmend wirken

Bypass-Operation – Gefäßüberbrückung; Einsetzen eines Gefäßtransplantats aus körpereigenem Gewebe zur Umgehung einer Gefäßverengung

Candida – Gattungsbegriff für Hefepilze, z.B. C. parapsilosis oder C. albicans

Carotis interna – hintere Äste der paarigen Kopfarterien, die Gehirn und Augen mit Blut versorgen

Chemotherapie – Behandlung von Krankheiten mit chemotherapeutischen Mitteln (aus chemischen Substanzen hergestellte Arzneimittel, z.B. >Antibiotika oder >Zytostatika)

Chiropraktiker – Behandler, der verschobene Wirbelkörper und Bandscheiben manuell einrenkt

Cholera – meldepflichtige, durch Bakterien hervorgerufene Infektionskrankheit; befällt vorwiegend den Dünndarm, mit hoher Sterblichkeitsrate (70%); Verbreitung überwiegend in Asien, einzelne Herde in Afrika

Cholesterin – Substanz, die in allen tierischen Geweben vorkommt; Vorstufe der Gallensäuren und der Steroidhormone (z.B. Östrogene); wird überwiegend der Nahrung entnommen (exogenes Ch.) oder bei Bedarf in der Leber produziert (endogenes Ch.)

*Chondrit – apathogene Wuchsform der >Mucor-Zyklode

*Chondrit-Dendroid – Verbindung von zahlreichen >Chondriten

Chromosom – fadenförmiges, aus der >DNS bestehendes Gebilde im Zellkern, das die >Gene enthält; Anzahl und Gestalt der Chromosomen sind artspezifisch verschieden

Claudicatio intermittens – Schaufensterkrankheit; die Hauptarterien der Beine sind durch Ablagerungen verstopft

Colon-Karzinom – Dickdarmkrebs

Computertomographie – röntgenologisches Schichtaufnahmeverfahren zur Darstellung und Lokalisierung von Krankheitsherden im Körper

Corticosteroide – auch Kortikoide; in der Nebennierenrinde gebildete Hormone mit der Ausgangssubstanz >Cholesterin (z.B. Cortison, Östrogene); in natürlicher Form und in Form synthetischer Derivate als Medikamente eingesetzt

Cortison – s. >Corticosteroide

Coxarthrose – chronisch fortschreitende degenerative Erkrankung des Hüftgelenks

Cushing-Syndrom – Krankheit, die durch ein Überangebot von bestimmten >Corticosteroiden (z.B. Cortison) ausgelöst wird; äußert sich durch ein gerötetes Vollmondgesicht und durch Staufettsucht

Cyclode – s. >Zyklode

Diabetes mellitus – Zuckerkrankheit, Harnruhr; Krankheit, die auf einer Störung des Kohlehydratstoffwechsels beruht mit relativem oder absolutem Insulinmangel

Diathese – Veranlagung für bestimmte Krankheiten (z.B. harnsaure Diathese)

DNS – Desoxyribonukleinsäure; Bestandteil der in den Zellkernen von Tieren und Pflanzen vorkommenden >Chromosomen bzw. >Genen

Dunkelfeldmikroskopie – besonderes mikroskopisches Verfahren, bei dem durch eine spezielle Beleuchtung die Objekte hell vor dunklem Hintergrund erscheinen

Dysregulation – Regulationsstörung

Ektoderm – äußeres Keimblatt des Embryoblasten (frühes Entwicklungsstadium des Embryos) bei den Säugern und Menschen

Elektroenzephalogramm (EEG) – Diagnostikverfahren zur Aufzeichnung des Verlaufs der Hirnströme

Elektrokardiogramm (EKG) – Diagnostikverfahren zur Aufzeichnung des Verlaufs der Aktionsströme des Herzens

Embolie – plötzlicher Verschluß eines Blutgefäßes durch in die Blutbahn geratene körpereigene oder körperfremde Substanzen

Encephalitis – Gehirnentzündung; akute oder chronische Entzündung von Hirngewebe infolge einer Infektion durch Mikroorganismen

Endobiont – Sammelbegriff für die verschiedenen Wuchsformen der Mucor-Zyklode.

Endobiose – Befall der Blutkörperchen durch pathogene Formen der Zykloden

Entoderm – inneres Keimblatt des Embryoblasten (frühes Entwicklungsstadium des Embryos) bei den Säugern und Menschen

Epikondylitis – Tennisellenbogen; entzündlicher oder degenerativer Prozeß im Bereich eines >Epikondylus

Epikondylus – Knochenvorsprung für Muskelansätze, z.B. am Ellenbogen

Erythrozyt – rotes Blutkörperchen; besitzt Transportfunktion (für Sauerstoff und Kohlendioxyd) in unserem Blut

Facialisparese – Lähmung des Gesichtsnervs

*Filit – Wuchsform der Mucor-Zyklode, entsteht durch Höherentwicklung (Verdickung) der Fili; durch Vernetzung der Filite untereinander und Einlagerung von roten Blutkörperchen kann sich eine Thrombose bilden

*Filum (Pl. Fili) – Entwicklungsform innerhalb der Mucor-Zyklode, von Enderlein erstmals beschrieben

Gastroenteritis – gleichzeitige Schleimhautentzündung des Magens und Dünndarms

Gen – Erbfaktor, Erbanlage; in den >Chromosomen der Zellkerne lokalisiert

Glia – Zellgewebe, das die Räume zwischen den Nervenzellen und den Blutgefäßen ausfüllt; stammt vom >Ektoderm ab

Gonarthrose – chronisch fortschreitende degenerative Erkrankung des Kniegelenks

Gonidie – von Cohn 1870 beschriebenes Grundelement, das Enderlein als die >Spore des Pilzes >Aspergillus niger identifizierte

Granulozyten – weiße Blutkörperchen mit färberisch darstellbaren Zellplasmakörperchen (Granula) im Zellinnern; nehmen in ihrer Funktion als Abwehrzellen in unseren Körper eingedrungene Fremdkörper und Bakterien auf und machen diese unschädlich

Hämatom – Bluterguß in Weichteilen (Muskulatur) und Zwischengewebsräumen

Hämophilie – erbliche Bluterkrankheit, die auf einer Blutgerinnungsstörung beruht; Vererbung über Frauen als Überträgerinnen

Hämorrhoiden – Erweiterung und Ausbuchtung des Aderngeflechts des Schließmuskels am After

Herpes simplex – akute Viruserkrankung der Haut und der Schleimhaut durch Infektion mit dem Herpes-Virus

Histamin – Gewebshormon, wird bei Allergien und Gewebszerstörungen freigesetzt

HIV-Virus – Virus, der >Aids hervorruft

Homöopathie – Heilmethode, die 1810 von Samuel Hahnemann begründet wurde; die Kranken werden mit Mitteln hoher Verdünnung behandelt, die in größerer Menge bei Gesunden ähnliche Krankheitserscheinungen hervorrufen

Homotoxikologielehre von Reckeweg – nach der Homotoxikologielehre ist der Mensch ein Fließsystem, dessen Fließgleichgewicht durch Gifte (Toxine) gestört wird. Die Abwehrmaßnahmen des Organismus gegen diese Toxine werden als Krankheiten bezeichnet. Diese können durch die verschiedenen Keimblätter bzw. durch die sich im Embryonalstadium daraus entwickelten Organe wandern und wieder umgekehrt werden (regressive Vikariation), – Siehe auch Literaturhinweise

Hospitalismus – Schädigungen, die durch die Besonderheiten eines Krankenhaus- oder Heimaufenthalts bedingt werden

Hypophyse – Hirnanhangdrüse am Boden des Zwischenhirns

Ileus – Darmverschluß

Immunglobuline – Proteine, die in bestimmten Abwehrzellen gebildet werden und Antikörpereigenschaften besitzen

Immunreaktion – Reaktion des Immunsystems auf körperfremde Stoffe durch Bildung von Antikörpern

Immunstimulanz – Substanz, welche die Aktivität des Immunsystems steigert

Inkontinenz – Blasenschwäche

Inspektion – äußere Untersuchung des Patienten durch Augenschein

Ischialgie – Schmerzen im Bereich des Ischiasnervs

Isopathie – Selbstheilung; Behandlung einer Krankheit mit Stoffen oder Mikroorganismen, die durch die Krankheit im Organismus gebildet werden

Karzinogen – krebserzeugend

Karzinom – bösartige Krebsgeschwulst

Kavernenbildung – krankhafte Hohlraumbildung, vor allem in der Lunge

Kernspintogramm – Schichtbild, das zur Diagnosefindung eingesetzt wird; ermöglicht eine scharfe Abgrenzung von Geschwulsten, Ödemen und Blutungen gegenüber der Umgebung

Klimakterium – Wechseljahre der Frau

Klonselektionstheorie – Theorie, die sich mit der Entwicklung der für die körpereigene Abwehr wichtigen Zellen befaßt. Demnach sind alle Zellen, die >Antikörper gegen ein bestimmtes >Antigen erzeugen, Nachkommen einer bestimmten Mutterzelle, also genetisch identisch

Knochenszintigramm – das bei der >Szintigraphie für Diagnosezwecke gewonnene Bild

Koronar – zu den Herzkranzgefäßen gehörend, von ihnen ausgehend

Kopulation – Vereinigung, Verschmelzung

Kulminante – Höhepunkt einer Entwicklung, z.B. der >Zyklode

Läsion – anatomische Verletzung

Langerhanssche Inseln (Inselorgan) – Zellinseln in der Bauchspeicheldrüse, welche die Hormone Insulin (blutzuckersenkend) und Glucagon (blutzuckersteigernd) produzieren

Leukämie – Sammelbegriff für >maligne Entartung und Reifungsstörungen der weißen Blutkörperchen und die damit verbundenen Krankheitserscheinungen

Leukozyt – weißes Blutkörperchen; man unterscheidet je nach Funktion und Form >Lymphozyten, >Granulozyten und Monozyten

Leukozytose – krankhafte Vermehrung der weißen Blutkörperchen

Locus minoris resistentiae – Ort des geringsten Widerstandes, das heißt, Körperareal mit geringer Belastbarkeit

Lymphozyt – Leukozyt, der in den lymphatischen Organen gebildet wird und die Fähigkeit zur spezifischen Reaktion auf körperfremde Stoffe besitzt

Maligner Tumor – bösartiger Tumor

Mammakarzinom – Brustkrebs

Mammographie – röntgendiagnostische Methode zur Untersuchung der weiblichen Brust

Mastitis – Entzündung der weiblichen Brust

Mastoid – Fortsatz des Schläfenbeins

Mastopathie – Erkrankung der Brustdrüse

Ménière-Krankheit – anfallsweise auftretender Drehschwindel, nach dem französischen Arzt Prosper Ménière benannt; mit Übelkeit, Erbrechen, Ohrensausen, Schallempfindungs-Schwerhörigkeit und Augenzittern verbunden

Menopause – Zeitpunkt der letzten Blutung bei der Frau

Mesoderm – mittleres Keimblatt des Embryoblasten (frühes Entwicklungsstadium des Embryos) bei den Säugern und Menschen

Mesotheliom – Geschwulst im Bereich der >Tunica serosa

Metastase – Tochtergeschwulst

Mikroben – Mikroorganismen; Kleinstlebewesen, die mit bloßem Auge nicht erkennbar sind, z.B. >Bakterien, >Viren

*Mikro-Chondrit – apathogene Wuchsform der >Mucor- oder Urzyklode

Mikrothrombus – Blutgerinnsel, das nur mikroskopisch sichtbar ist

Mikrozymen – von Bechamp geprägter Begriff für die Bausteine der Zelle

Milzbrand – Infektionskrankheit, die vom Tier (vor allem durch Haustiere) auf den Menschen übertragen wird; hervorgerufen durch den Milzbrand-Bazillus

*Mochlolyse – Auflösung einer Blockade (>Mochlose); die blockierten Erreger, die sich in Form von >Viren in den Zellen festgesetzt haben, werden durch Reizmittel oder >Immunstimulanzien freigesetzt

*Mochlose – Blockade bei chronischen Krankheiten, die virale oder bakterielle Ursachen haben; Verschanzung der Krankheitserreger in Form von >Viren in den Körperzellen

Monomorphismus – von griech. monomorph = eingestaltig; Lehre von der Unveränderlichkeit der Mikroben. Bedeutendster Vertreter war Pasteur, seitdem sind die Mikroorganismen in unveränderliche Arten und Gattungen eingeteilt

Morbus Bechterew – Kalkstoffwechselerkrankung der >Aspergillus niger-Zyklode, die sich durch eine Verknöcherung des Bandapparats der Wirbelsäule äußert

Mucor racemosus Fresen – Kopfschimmel; Schimmelpilzart, die vor mehr als hundert Jahren von dem Botaniker Fresen beschrieben wurde

Multiple Sklerose (MS) – Encephalomyelitis disseminata; Entmarkungskrankheit des Zentralnervensystems; Zerfall der Markscheiden der Nervenzellen

*Mychit – Wuchsform der >Mucor- oder Urzyklode; morphologische Grundeinheit der Bakterien

Myzel – Geflecht aus Pilzfäden (Hyphen)

Nativblut – lebendes Blut, nicht behandelt

Nekrotisiert – abgestorben

Nervus trigeminus – der V. Hirnnerv, der sich im Gesichtsbereich in drei Endnerven aufteilt

Neuraltherapie nach Hunecke – Behandlungsmethode zur Beeinflussung segmentaler Nervenversorgungsgebiete, die mittels gezielter Injektion von Procain zur Schmerzbekämpfung der Funktionsverbesserung im Störfeld dient

Neurodermitis – entzündliche, auf nervalen Störungen beruhende chronische Hauterkrankung mit Bläschenbildung

*Oit – s. Filum

Osteomyelitis – Knochenmarkentzündung

Osteomyelosklerose – Erkrankung des Knochenmarks mit krebsartigem Charakter

Ovarien – Eierstöcke

Palpation – Untersuchung durch Betasten

Pansinusitis – gleichzeitige Entzündung aller Nebenhöhlen

Pathogen – krankheitserregend

Penicillin – von Alexander Fleming 1928 entdecktes >Antibiotikum

Penicillium – Pinselschimmel; Schimmelpilz, zu dem verschiedene Arten gehören, z.B. P. notatum, P. frequentans, P. roqueforti

Pest – Seuche, die durch Bakterien hervorgerufen wird. Die Übertragung erfolgt durch Flöhe von Nagetieren (Ratten) auf den Menschen; Verbreitung früher weltweit, heute auf wenige Herde beschränkt

Peyersche Plaques – lymphatische Abwehrorgane, die im Dünndarm lokalisiert sind

Phagozyt – Freßzelle; weißes Blutkörperchen, das in unseren Körper eingedrungene Fremdstoffe und Bakterien auflösen und damit unschädlich machen kann

Pharmakologie – Wissenschaft von der Art und dem Aufbau der Heilmittel, ihren Wirkungen und Anwendungsgebieten

Pirquet-Reaktion – Verfahren zur Erkennung der Tuberkulose, das von dem österreichischen Kinderarzt Pirquet entwickelt wurde

Pleomorphismus – von griech. pleomorph = mehrgestaltig; Lehre von der Veränderlichkeit, das heißt, der zyklischen Entwicklung der Mikroorganismen; bedeutendste Vertreter waren Bechamp und Enderlein. Demnach sind >Viren, Pilze und >Bakterien unterschiedliche Entwicklungsformen der Keime (Krankheitserreger), wobei es unzählige Zwischenformen gibt. Für die Art der Entwicklung ist der Nährboden ausschlaggebend

Pleuramesotheliom – Geschwulst der >Tunica serosa im Bereich der Lunge

Primär chronische Polyarthritis (PCP) – rheumatische Erkrankung mit Befall großer und kleiner Gelenke und möglicher Beteiligung der Sehnen und Sehnenscheiden

*Protit – von Enderlein beschriebenes, in unserem Blut vorkommendes pflanzliches Eiweißkörperchen, das der Ausgangspunkt der verschiedenen >Zykloden ist

Pseudotuberkulös – der Tuberkulose ähnlich

Psoriasis – Schuppenflechte

Pyelonephritis – Nierenbeckenentzündung

Regressive Vikariation – Entwicklung von Erkrankungen, die durch die Keimblätter wandern und wieder umgekehrt werden

Rektoskopie – Spiegeluntersuchung des Mastdarms

Rektum – Mastdarm

Resistenz – Widerstandsfähigkeit des Organismus gegen Krankheiten; Widerstandsfähigkeit von Krankheitserregern gegen >Chemotherapeutika

Rheuma – schmerzhafte Erkrankungen der Gelenke, Muskeln, Nerven und Sehnen

Rhinitis anaphyllactica – allergischer Schnupfen, Nasenschleimhautentzündung

Salvarsan – klassisches Medikament gegen Syphilis

Scapula – Schulterblatt

Sepsis – Blutvergiftung

Serös – das Blutserum betreffend

Sigma-Karzinom – Krebs am Sigma-Darm (Teil des Dickdarms)

Sinusitis – akute oder chronische Entzündung der von der Nase her zugänglichen Nasennebenhöhlen

*Spermit – s. Filum

Spore – einzellige Fortpflanzungsform der Pilze

Stiftsgliom – bleistiftdünner Tumor, der dorsal des Rückenmarks verläuft

Streptococcus – Bakteriengattung

Superinfektion – erneute Infektion mit demselben Erreger bei noch bestehendem Erstinfekt und nach unvollkommener Immunität

Symbiont – Lebewesen, das mit anderen in >Symbiose lebt

Symbiose – Zusammenleben verschiedenartiger, einander speziell angepaßter Lebewesen (>Symbionten) zum gegenseitigen Nutzen; Gleichgewicht, das auf einem Zusammenspiel verschiedenartiger Lebewesen beruht

Symplast – Zusammenballung von Bakterien, Bakterientrümmern, Zelltrümmern und Abfallstoffen sowie verschiedenen Wuchsformen der Zykloden

Syphilis – chronische Infektionskrankheit, von Spirillen (Bakterienart) hervorgerufen; Übertragung beim Geschlechtsakt, bei Bluttransfusionen sowie als angeborene S. über die Plazenta

Szintigraphie – nuklearmedizinische Untersuchungsmethode, bei der schwach radioaktive Substanzen, die dem Organismus zugeführt wurden, registriert werden können

Thrombophlebitis – Entzündung eines venösen Gefäßes infolge oder mit einer >Thrombenbildung

Thrombose – Blutpfropfbildung in den Blutgefäßen durch Vernetzung der > Filite und der roten Blutkörperchen

Thrombozyten – Blutplättchen; besitzen eine wichtige Funktion bei der Blutgerinnung

Thrombozytopenie – Krankheit, die durch eine verminderte Zahl von >Thrombozyten hervorgerufen wird

Thrombus – Blutpfropf in einem Blutgefäß

Tibia – Schienbein

Toxin – Gift

Toxizität – Giftigkeit

Trapezmuskel – Muskel, der das Schulterblatt bewegt

Tuberkulin – aus Zerfallsstoffen der Tuberkelbazillen gewonnener Stoff, der zur Diagnostizierung der >Tuberkulose genutzt wird

Tuberkulose – in Schüben verlaufende Infektionskrankheit bei Mensch und Tier, durch Tuberkelbazillen hervorgerufen; nach dem Sitz des Primärherdes wird unterschieden zwischen der Lungen-Tb, der Darm-Tb, der Knochen- und Gelenk-Tb sowie der Urogenital-Tb

Tunica serosa – Haut, die Herz, Lunge und Darm außen überzieht

Typhus – Infektionskrankheit, durch Bakterien hervorgerufen, mit schweren Bewußtseinsstörungen und Fieber verbunden; Verbreitung in südlichen Ländern; Übertragung durch direkten Kontakt mit Erkrankten oder durch mit Erregern verunreinigte Nahrung

Urämie – Harnvergiftung des Organismus

Urämie – Harnvergiftung des Organismus

Urathisch – mit der Harnsäure zusammenhängend, durch sie hervorgerufen

Uratsteine – Steine aus dem Salz der Harnsäure

Ureter – Harnleiter; muskulöser Schlauch zwischen Nierenbecken und Harnblase

Viren – Mikroorganismen bzw. Krankheitserreger, die aus einer Eiweißhülle und einer Nukleinsäure bestehen; ihre Vermehrung erfolgt in geeigneten Wirtszellen, in der Regel durch Einbau des viralen genetischen Materials in dasjenige der Wirtszelle

Virulenz – Infektionskraft eines Erregers

Zellularpathologie – Krankheitslehre, die auf der Virchow-Zellenlehre basiert, der zufolge die Ursache jeder Krankheit in einer Störung der einzelnen Zellen zu suchen ist

*Zyklode – von griech. cyclos = Kreis, genos = Geburt; von Enderlein beschriebene Aufwärtsentwicklung der Mikroorganismen. Grundlage ist der von Bechamp postulierte >Pleomorphismus, nach dem Pilze, >Bakterien und >Viren unterschiedliche Entwicklungsformen von Krankheitserregern darstellen. Innerhalb der Zykloden treten unzählige Zwischenstufen auf. Ausgangspunkt ist der >Protit, Höhepunkt der Pilz. Außer der >Mucor-Zyklode, der >Aspergillus niger-Zyklode und der >Penicillium-Zyklode existieren noch weitere Zykloden.

Zytostatika – chemische Substanz, welche die Kernteilung und Zellvermehrung hemmt; Einsatz bei Krebserkrankungen in Form der >Chemotherapie

Register

Adenosinmonophosphorsäure 108
Aderriß 56
Aids 11
aktives Immunsystem 30 ff
Akupunkturpunkt G1 57, 61
Allergen 145
Allergentest 144
Allergie 144 ff
Allergietest 155
Allopurinol (Medikament) 138
Alterszucker 63
Anaerobier 39, 127
Anamnese 34, 54, 75, 161
Angifin (Medikament) 56, 58, 61
Angina 155
Angina lacunaris 154
Angina pectoris 50, 51, 61, 69 f, 111
Antibiotika 11,39 f, 78 f, 126, 128 f, 155, 164
Antigen 28 f,
Antigen-Antikörperbildung 147
Antigen-Antikörperkomplex 29
Antikörper 28 ff,
Antirheumatica 84, 139, 141
Anus praeter 116
Aqua Daun 73
Arteria femoralis 53
Arterien 45
Arteriosklerose 50
Arthritis 85 ff
Arthrose 17, 54, 85, 87, 90, 92
Arthrose des Hüftgelenks 85
Arthrose im Schultergelenk 90
Aspergillose 76 f.
Aspergillus niger (Pilz) 23, 39, 52, 72, 76 f.,85, 99, 104, 108, 117
Aspergillus niger-Zyklode 23, 76ff, 80, 85f., 91, 99, 102, 132,
Aspergillus-Belastung 103
Aspergillus-Gruppe 100
Aspergillus-Kreislauf 72, 154
Aspergillus-Symplasten 26, 52 f, 81, 115, 139
Asthma 152, 154 f
Asthmaanfall 153
Auskultation 34
Ausscheidungsorgane 4, 101, 103, 108
Autoimmunopathie 140

B-Zellen 29
Bacillus firmus 40
Bacillus subtilis 40
Bakterien 9 ff, 13, 20, 22, 32, 39, 78 f, 85, 126, 137
Bakterien-Cyclogenie 12
Bandscheibenschäden 62
Bauchfellentzündung 115
Bauchspeicheldrüse 63
Baum, Alfred 2, 14
Bechamp, Antoine 6, 10, 13
Beine, offene 47
Belastungszustand, chronischer 102
Belladonna (Medikament) 164
Bestrahlung 109 , 113
Bestrahlungstherapie 122
Bindegewebe 46
Bindegewebsschwäche 46, 49
Bioregulator 15
Blasenentzündung 83, 112, 142, 161
Blasenkrebs 112, 114
Blasenschwäche 83, 113
Blinddarm 28
Blockade 11, 23, 48, 153 f,
Blut im Urin 112
Blutdunkelfeld 13, 22f., 103
Bluter 49, 64
Bluterguß 56, 87, 119
Blutgerinnsel 47ff., 56, 58, 60
Bluthochdruck 17, 73, 115
Blutkörperchen 20
- rote 45, 51, 61, 65, 73, 109, 115,
- weiße 31, 48, 65

Blutplättchen 64f.
Blutsenkung 73
Brandwunden 39
Bronchialerkrankungen 79
Bronchitis 108Mamma-Karzinom 109
Bronchitis 23, 76, 78, 110
Brustdrüsenkrebs 106
Bypass 111

CAMP 73, 104, 108
Candida parapsilosis 39, 127
Candida parapsilosis-Zyklode 26, 82
Candida-Gruppe 127
Candida-Zyklode 26
Carcinominum (Medikament) 73
Chemotherapie 72 ff, 107, 109, 118
Chiropraktiker 67, 69, 86
Chirugie 167
Cholera 9
Cholesterin 51
Chondrit-Dendroid 134
Chondrit-Hanteln 137
Chondrite 22
Chondritformen 134
Claudicatio intermittens 50 f
Cohn, Ferdinand Julius 9, 23
Colchicum (Medikament) 138
Colon-Karzinom 116
Computertomogramm 118, 159
Computertomographie 71, 136
Conkulminante 26
Corticoiden 91
Cortison 11, 40, 65 f, 72, 84, 87, 138, 140 f, 144, 152 ff
Cortisongaben 161
Coxarthrose 85, 90
Cushing-Syndrom 65

Darmausgang, künstlicher 116
Darmbakterien 14
Darmspiegelung 116
Darmverschluß 103, 111
Darmvorfall 55
Desinfektionsmittel 129
Diabetes ,jugendlicher 63
Diabetes mellitus 63 f, 115
Diagnose 16, 18, 34, 54, 137
Diagnosebefund 35
Diagnosefindung 36, 157
Diagnoseverfahren 34
Diagnostik 17, 145
Dickdarmkrebs 116
Diphterie 16 f
DNS 79, 100 f,
Drehschwindel 133
Dunkelfeld 49, 58, 61, 81, 109, 113, 120, 123, 139, 159
Dunkelfeldmikroskop 52, 164
Dunkelfeldmikroskopie 21, 26, 33 ff, 45, 65, 121
Durchblutungsstörungen 22, 45, 52, 63f., 68, 71, 74, 86, 131f

Ehrlich, Paul 10
Ektoderm 150
Elektroenzephalogramm 71
Elektronenmikroskop 22
Encephalitis, parainfektiöse 159
Encephalomyelitis disseminata 157
Enderlein, Sigrid 14
Endobiont 22, 45, 65
endobiontische Erkrankung 145
Endobiose 22, 99, 103, 109, 123
Entzündungen 25
Epikondylitis 150
Erkrankungen 18
Erkrankungen 23
Erreger 11, 16, 20, 23, 28, 36, 49, 78 f, 85, 88, 101, 160, 162
Erythrozyten 45, 61, 81

Facialisparese 158
Filit 45
Filit-Bildung 45
Fili 22, 31
Fleckfieber 12
Fleming, Alexander 126
Fortakehl (Medikament) 39
Freßzelle 28 f, 32
Früherkennung 124

Gastroenteritis 158
Gedächtniszellen 29 f
Gefäßerkrankungen 45, 167
Gehirnentzündung 159
Gehirntumor 122
Gelenkdegeneration 132, 139
Gen 100
Geschehen, rheumatisches 25
Geschwulst 4, 97 ff, 107, 100, 111 ff, 117
Gesichsnervlähmung 158
Gesichtsneuralgie 67, 161
Gesundheitsvorsorge 167
Gesundheitswesen 167
Gicht 137, 139
Gichtanfall 138
Giftansammlung 102
Gliatumor 122
Glucuronsäure D3 120
Goldpräparate 140
Gonarthrose 88
Gonidie 23
Granula 30 ff
Grippeerkrankung 40
Grippeerreger 40
Grippevirus 29
Gürtelrose 73, 142

Hahnemann, Samuel 18
Halsschlagader 59
Halswirbelerkrankungen 68
Halswirbelsyndrom 60, 67, 133
Hamer,Dr. 98
Hämophilie 64
Hämorrhoide 55, 104, 113
Harnsäurespiegel 138
Harnvergiftung 119
Hauterkrankungen 153
Hefepilze 127
Helferzelle 28 f
Hellfeld-Mikroskop 22, 35
Herderkrankungen 135 f, 147, 152, 157 f, 162
Herpes labialis 154
Herpes simplex 158
Herzenge 50
Herzinfarkt 17, 48, 50, 74, 110
Herzkranzgefäße 50 f
Herzrhythmusstörungen 111
Heuschnupfen 150 ff
Hexenschuß 81
Hippokrates 14
Hirndurchblutungsstörung 61
Hirninfarkt 56
HIV-Viren 11, 76
Homöopathie 18
– homöopatische Medikamente 40
Homotoxikologielehre 3 f, 151
Hörsturz 38, 48
Hospitalismus 127, 129
Hüftgelenkarthrose 86 ff,
Hunecke, Ferdinand 69 f, 80
HWS-Syndrom 70, 86
Hygiene 10 f
Hypochondrie 158
Hypophyse 75

Immunität, erworbene 30
Immunreaktion 145
Immunsystem 15, 20, 26, 28 f, 30, 78, 97, 101, 103, 140,
Inkontinenz 83, 113
Inspektion 34
Insulin 63
Interferon-Therapie 159
Ischialgie 47, 119, 150 f
Isopatie 18

Kalium bichromicum 80
Kallus 129
Kalzium phosphoricum 130
Kavernenbildung 85
Kehlbeck, Heinrich 2, 14
Keimblätter 5, 150, 154
Kernspintogramm 159
Keuchhusten 4, 78
Kiefernhöhlenentzündung 83
Killerzelle 28 f
Kinderheilkunde 167
Klimakterium 74f
Klon 145
Klonselektionstheorie 145 f

Kniearthrose 115
Kniegelenkarthrose 8
Knochenmark 28, 65, 72, 102, 130
Knochenmarkentzündung 127, 141
Knoten 34
Kopfarterie 58
Kopulationspartner 13
Kopulationsprozesse 32, 128, 148
Krack, Niels 73, 148
Krampfadergeschwüre 47
Krampfader 45 ff, 49, 55, 58, 115
Krebs 81, 94 ff, 100, 102 f, 111, 121,
Krebsarten 17
Krebsbehandlung 96, 124
Krebsdiagnosesystem 99
Krebserkrankungen 5, 23, 39, 76
Krebstumore 108
Kreislaufkollaps 158
Krupp-Husten 78 f
Kulminante 23, 26

Langerhanssche Inseln 63
Latensin (Medikament) 40
Leberkrebs 119
Leukämie 102
Leukozyt 28, 30 ff, 33, 65
Lichtmikroskop 13
Lokalanästhesie 55
Lungenembolie 49
Lungenentzündung 76
Lungenentzündung, akute 78
Lungentuberkulose 78, 85
Lymphknoten 28, 109, 117 f, 123, 109
Lymphozyten 30
Lymphsystem 30
– lymphatische Organe 28, 30

Magen-Darm-Probleme 104
Magen-Darm-Trakt 39
Mageneingangskrebs 114
Magenkrebs 83
Mamma-Karzinom 106 f
Mammographie 108
Mandelentzündung 4
Mandeln 5, 28, 135
Massenblutungen 56
Mastopathie 83
Meniere-Krankheit 68
Menopause 74
Mesoderm 150
Mesotheliom 120
Metastasen 110 f, 124
Mikrobe 10, 45, 76, 100, 128. 154, 164
Mikrochondrite 30
Mikroorganismen 11, 20, 26, 32, 35, 79, 86, 91, 98, 109
Mikroskopie 9
Mikrothromben 51 ff, 62
Milz 28, 65 f
Milzbranderreger 9
Mischallergie 149
Mistelpräparate 98, 118
Mittelohrentzündung 73, 83, 161
Mochlolyse 40, 79
Mochlose 23, 48, 79
Monomorphie 10 f
Monomorphismus 9 f, 16
Morbus Bechterew 76, 80 ff, 132
Mucokehl (Medikament) 15, 38 f, 47 ff, 53, 55 ff, 61, 63 ff, 71, 73, 79, 87 f, 164
Mucor racemosus Fresen (Pilz) 14, 21, 47 f, 52, 61, 67, 77, 104, 156
Mucor racemosus-Zyklode 22, 45, 51, 72, 74, 76, 102, 134
Mucor-Symplast 26
Multiple Sklerose 157, 159, 160,162
Muskelfaserrisse 69
Muskelrheuma 132 ff,
Muskelrheumatismus 136
Muskelverhärtungen 68
Muskelverspannungen 68 f
Mycelien 39, 76, 126
Mychit 22, 25
Mycobakterium phlei 40

Nasennebenhöhlen 66, 120, 136
Nasennebenhöhlenentzündung 84, 120, 151, 157, 161
Nasenreflex-Therapie 73, 148, 152, 157

Naturheilkunde 18, 34, 40, 66 ff, 74, 96, 124, 138
Nervenfibrille 137
Neuraltherapie 69, 80
Neurodermitis 153 f
Nevenfibrille 134
Ney Cor (Medikament) 61
Ney-Haemin (Medikament) 73
Nierenbeckenentzündung 149
Nierenkristalle 52
Nierentumor 113
Nigersan (Medikament) 38 f, 73, 76, 79, 88, 100
Notakehl (Medikament) 38 f, 88, 126, 128, 130, 156, 160

Oberschenkelarterie 53
Ohrenentzündung 4
Oit 22 f
Operationswunde 129
Organzellen 69
Osteomyelitis 127 f, 130 f, 141
Osteomyelosklerose 72

Palpation 34
Pansinusitis 123, 161
Pasteur, Louis 10
PCP 131, 140 ff
Pefrakehl (Medikament) 38 f, 88, 149, 156
Penicillin 126
Penicillium frequentans (Medikament) 39 f
Penicillium notatum 39, 82, 127, 131,135
Penicillium notatum-Zyklode 24, 86, 126,132, 138
Penicillium roqueforti 39
Periarthritis humeroscapularis 91
Quaddelung 82
Quentakehl (Medikament) 39, 149

Rebas (Medikament) 162
Recarcin (Medikament) 40
Reckeweg 3, 151
Rectum-Karzinom 116
regressive Vikariation 3, 151
Reiztherapie 36
Rektoskopie 116
Revit-Organ (Firma) 69
Revitorgan Arthrosekomplex (Medikament) 88
Rheuma 2 ff, 131 f , 141
Rhinitis anaphylactica 153
Riesenzellen 65
Röntgenuntersuchung 59

Salvarsan (Medikament) 10
Sanum (Firma) 2, 14
Sanum-Kehlbeck (Firma) 14, 38
Sanuvis (Medikament) 61, 66, 87 f
Schaufensterkrankheit 50
Schildrüse 39
Schimmelpilze 14, 76
Schlaganfall 17, 22, 38, 48, 56, 58, 61 f, 111
Schnupfen, allergischer 153
Schultergelenkentzündung 91
Schuppenflechte 149
Schwellung 34
Sekundenphänomen 70
Selbstheilung 18
Sepsis 165
Serum 36
Seuche 17
Sexualhormone 74
Sinusitis 84, 120
Solidago 139

Spermite 22 f, 30 f, 78
Spermitenkapsel 33
Spondylitis ankylopoetica 81
Sporen 23, 78
Stauungen 22
Stiftsgliom 121
Stoffwechselerkrakungen 167
Strahlentherapie 107, 114, 118
Streptokokken 99
Sulfonamid 10
Summationsdiagnostik 35 f
Superinfektion 155

Symbiont 14 f, 22, 30, 32, 128
Symbiose 14 f, 20, 22
Symphytum 130
Symplast 32 f, 120
Symprotit 22, 30, 45
Syphilis 9

Tennisellenbogen 91, 150
Thalamus (Medikament) 73
Thrombopenie 64
Thrombophlebitis 49
Thrombose 22, 38, 47, 51
Thrombozyten 64 ff
Thrombozytopenie 64
Thrombus 48
Thymusdrüse 28
Tiefenvenenthrombose 49
Toxine 3
Trapezmuskel 70
Tuberkulin 145
Tuberkulose 9, 23, 76 f, 81, 139, 144 f
Tumor 4 f, 96, 99, 101 f, 102 f , 117 ff, 121 ff, 124
Tumore des Kopfes 122
Tunica serosa 120
Typhus 9

Ulcus cruris 47
Unterschenkelfraktur 128
Urämie 119
Uratsteine 138
Urzyklode 21, 23 f, 76
Utilin S (Medikament)40, 76, 156

van Thieghem 23
Venen 45 ff
Venenerkrankungen 47
Venenthrombose 51
Virchow, Prof. Dr. 35
Viren 11, 23, 29, 100 f, 132
Virusinfektion 29

Wechseljahre 74, 83
Wunden 38

Zahnwurzel 136
Zellularpathologie 35
Zervikalsyndrom 67, 69
Zuckerkrankheit 63
Zyklode 14 f, 20 f, 23, 25 f, 32, 41, 78
Zyklodenentwicklung 155
Zytostatika 11, 72

Dr. med. Karl Windstosser

ERNÄHRUNGS-GRUNDREGELN

Dr. Karl Windstosser hat sich in seiner jahrzehntelangen ärztlichen Praxis ausgiebig mit den Fragen einer gesunden Ernährung beschäftigt. Er selbst ist wohl das beste Beispiel für die Richtigkeit seiner Ernährungs-Regeln; mit seinen 89 Jahren ist er immer noch als gefragter Autor und Vortragender tätig.
Das vorliegende Heft vermittelt einen fundierten Einblick in die Grundlagen einer gesunden Ernährung und zeigt anhand von Beispielen, wie diese Erkenntnisse einfach und wirkungsvoll angewendet werden können.

20 Seiten, kart. DM 7,80
ISBN 3-87667-231-7

Ragnar Berg

SÄURE- UND BASENBILDENDE NAHRUNGSMITTEL

Der Säure-Basen-Haushalt des menschlichen Körpers als zentraler Faktor für die Gesundheit rückt zunehmend in den Blickpunkt des Interesses. Mit diesem ausführlichen Tabellenwerk bekommt der Leser einen Schlüssel in die Hand, über die Ernährung seinen Säure-Basen-Haushalt langfristig positiv zu beeinflussen. Die sorgfältigen Analysen erfassen die verschiedenen Gemüsearten, Früchte, Getreide, Milch- und Milchprodukte, Fleisch, Fisch und geben deren Gehalt an Säure- und Basenbildnern übersichtlich an. Zusätzlich ist auch der Gehalt an den wichtigsten Mineralstoffen für jedes Nahrungsmittel einzeln ablesbar.
In einem zweiten Teil wird untersucht, wie *das Kochen* den Mineralstoffgehalt der Lebensmittel verändert.

ca. 70 Seiten, kart. DM 29,80
ISBN 3-87667-104-3